骨肌影像诊断技巧丛书

上肢关节
影像诊断

〔日〕冈本嘉一　〔日〕橘川 薰　编著

李宇华　孟华川　译

关注获取　免费视频

北京科学技术出版社

This is a translation of 上肢の画像診断

ISBN-13: 978-4-89592-870-0

著 岡本嘉一　橘川 薫

Copyright© 2017 by Medical Sciences International, Ltd. Tokyo

All Rights Reserved.

著作权合同登记号图字：01–2023–4862

图书在版编目（CIP）数据

上肢关节影像诊断 ／（日）冈本嘉一，（日）橘川薰编著；李宇华，孟华川译. — 北京 ： 北京科学技术出版社，2024.6

ISBN 978-7-5714-3234-8

Ⅰ．①上… Ⅱ．①冈… ②橘… ③李… ④孟… Ⅲ．①上肢—关节疾病—影像诊断 Ⅳ．①R684.04

中国国家版本馆CIP数据核字（2023）第178185号

责任编辑： 尤玉琢

文字编辑： 钟志霞

责任校对： 贾　荣

责任印制： 吕　越

封面设计： 申　彪

出 版 人： 曾庆宇

出版发行： 北京科学技术出版社

社　　址： 北京西直门南大街16号

邮政编码： 100035

电　　话： 0086 – 10 – 66135495（总编室）　0086 – 10 – 66113227（发行部）

网　　址： www.bkydw.cn

印　　刷： 雅迪云印（天津）科技有限公司

开　　本： 787 mm × 1092 mm　1/16

字　　数： 300千字

印　　张： 14.25

版　　次： 2024年6月第1版

印　　次： 2024年6月第1次印刷

ISBN 978 – 7 – 5714 – 3234 – 8

定　　价：198.00元

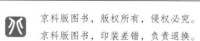

序　言

　　大约在 3 年前，我受邀执笔这本教科书。但是，"上肢的影像诊断"这一主题，并不是我擅长的领域，要写一本涵盖整个上肢的影像专业教科书，我并没有把握，一切要从零开始，这对于我来说是第一次，我内心非常不安。于是，我向当时一起在学会共事的橘川 薰老师发出邀请，以合著的方式接下了这个工作。事实证明，这个选择非常正确。

　　开始写作以后我们才发现，我们两人的撰写方式截然不同。我是"感性型"的，就像"制作雕刻"一样（这是负责编辑的后藤先生的原话），一开始我就会考虑全章的整体形象，然后根据整体形象将自己的所想一气呵成完成全章，接着再不断推敲，不断修正细节，甚至找出折中方案。而橘川老师是"理性型"的，他的撰写方式可以称为"精密机械式"，每一个主题、每一个段落，都以讲道理的形式铺陈理论，一字一句扎扎实实地写就，没有任何多余的表述。所以从风格上立马就可以分辨出哪部分是谁所写。

　　初稿完成后，我们面临两个选择：一个是全文修改，贴合其中一种风格；另一个是在一定程度上保留不同的风格，仅统一整本书的词汇和语句。最终，我们选择了后者。

　　当然，这种编写模式可能有人赞成，也可能有人反对，但教科书的撰写本来就不是一成不变的。我们的目标只有一个，那就是如何在文章内容和结构上，激发读者的兴趣，让读者读起来津津有味。我们确信，后者就是与这个目标最相符的模式。

　　在本书写作期间，株式会社医疗科学国际编辑部的后藤亮弘先生，不断与我们沟通，了解我们的理念，以使结果能最大限度地令人满意，在此由衷地向他表示感谢！

　　最后，如果这本书能够成为医学影像相关专业的学生和工作人员的必备之书，那将是我们的无上荣光。

冈本嘉一
2017 年 2 月

谢 辞

值本书付梓之际，谨向给予我们帮助的筑波大学附属医院放射科及放射部的各位工作人员致以万分的感谢！特别要感谢筑波大学医学医疗系临床医学专业放射诊断学的南学教授给予我们出版这本书的机会，并且在我们执笔期间多次赐予宝贵意见！

另外，感谢以下各位医师为我们提供了珍贵的病例图像！

筑波纪念医院放射科 鲸冈结贺医师

八王子医院运动整形外科 中井大辅医师

冈本嘉一

值本书付梓之际，承蒙各方人士关照，在此深表感谢！感谢圣玛丽安娜医科大学放射医学系的中岛康雄教授给予我们的大力支持，并为我们提供了执笔此书所需的一切资源。此外，感谢在圣玛丽安娜医科大学整形外科学授课的各位医师长期给予我们的指导，特别是授课代表仁木久照教授给予我们的理解和支持。感谢圣玛丽安娜医科大学医院图像中心协助我们取得了所需图像，并传授我们检查方法的操作诀窍。

特别感谢以下各位医师提供了珍贵的病例图像：

日本医科大学整形外科 北川泰之医师

沼津市立医院放射科 藤本肇医师

自治医科大学栃木儿童医疗中心小儿图像诊断部 中田和佳医师

东邦大学医疗中心佐仓医院放射科 稻冈努医师

藤泽湘南台医院放射科 铃木卓也医师

橘川 薰

目 录

第1章

肌腱附着处和
支配神经

　　本教科书前两章主要讲述解剖知识。熟悉和理解肌肉、肌腱、韧带、神经、神经支配区域等方面的知识是做出正确上肢影像学诊断的前提。但是，在系统地学习这一领域的解剖学知识方面，除了整形外科医师，其他科室医师的学习效率并不高。因此，第1章将以一览表的形式对这些基础知识进行总结，这样就可以让大家借助图解，在想象的基础上对在检查或者诊断中会见到的肌肉及其起止部位、支配神经加以理解。第2章的解剖图谱还可以作为实际撰写诊断报告时的参考。如果这些内容能够为大家日常诊疗中的检查、诊断提供些许帮助，那我们将不胜荣幸。

冈本嘉一　橘川 薰

1.1 上臂前面肌肉的起始、抵止、支配神经及其作用

肌肉	起始	抵止	支配神经	作用
斜方肌 trapezius	枕骨、项韧带、C7 ~ T12 棘突	肩胛冈、肩峰、锁骨外侧 1/2	副神经、颈神经丛、C2 ~ C4	上部：肩胛骨上提、上旋 中部：肩胛骨内收 下部：肩胛骨下降、上旋
胸小肌 pectoralis minor	第 2 ~ 5 肋前面	喙突	胸内、外侧神经和C6 ~ T1	肩胛骨下降、外展、下旋
喙肱肌 coracobrachialis	肩胛骨喙突	肱骨小结节下部	肌皮神经、C5 ~ C7	上臂的内旋、内收、前屈
胸大肌 pectoralis major	锁骨内侧 2/3、胸骨前面和肋软骨、腹直肌鞘前叶	肱骨大结节嵴	胸内、外侧神经和C5 ~ T1	上臂的内旋、内收、前屈
肱二头肌 biceps brachii	长头：肩胛骨盂上结节 短头：肩胛骨喙突	桡骨粗隆、前臂筋膜	肌皮神经、C5 ~ C7	肘屈曲、前臂旋后和上臂的外展、内收、前屈
背阔肌 latissimus dorsi	T7 以下的棘突、下肋骨、髂嵴	肱骨小结节嵴	胸背神经、C6 ~ C8	上臂的内收、内旋、后伸和骨盆上提
大圆肌 teres major	肩胛骨下角	肱骨小结节嵴	肩胛下神经、C5 ~ C7	上臂的内收、内旋、后伸
肩胛下肌 subscapularis	肩胛骨肋骨面（肩胛骨肩胛下窝）	肱骨小结节	肩胛下神经、C5 ~ C7	上臂内旋
前锯肌 serratus anterior	第 1 ~ 9 肋外侧面	肩胛骨内侧边缘全部	胸长神经、C5 ~ C7	肩胛骨外展、上旋
肱桡肌 brachioradialis	肱骨外侧下部、外侧肌间隔	桡骨茎突	桡神经、C5 ~ C7	肘屈曲、前臂旋前与旋后
桡侧腕长伸肌 extensor carpi radialis longus	肱骨下端外侧及外上髁	第 2 掌骨底背面	桡神经、C5 ~ C8	腕关节背屈、桡屈
肱肌 brachialis	肱骨肱肌间隔、肱骨前面	尺骨粗隆、肘关节囊	肌皮神经、C5 ~ C7	肘屈曲

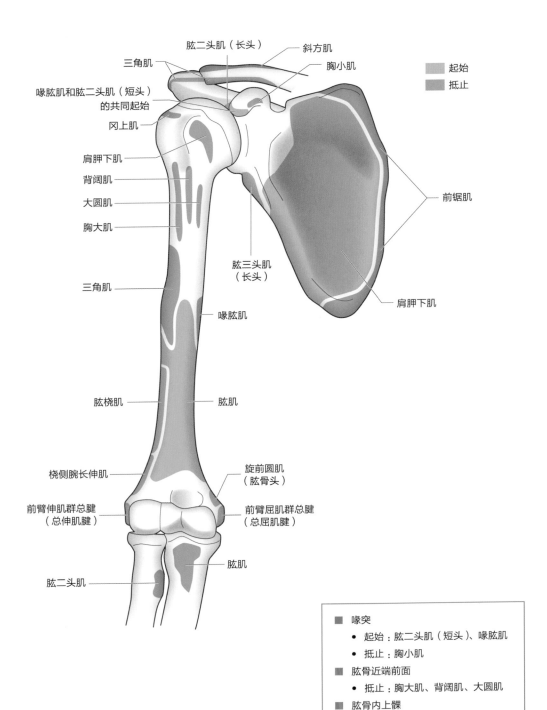

肱二头肌（长头）　　斜方肌
三角肌　　　　　　　　　胸小肌
喙肱肌和肱二头肌（短头）的共同起始
　　　　　　　　　　　　起始
　　　　　　　　　　　　抵止
冈上肌
肩胛下肌
背阔肌
大圆肌
胸大肌
　　　　　　　　　前锯肌
三角肌
喙肱肌
肱三头肌（长头）
肩胛下肌
肱桡肌　　　　　肱肌
桡侧腕长伸肌　　　旋前圆肌（肱骨头）
前臂伸肌群总腱（总伸肌腱）　　前臂屈肌群总腱（总屈肌腱）
肱肌
肱二头肌

■ 喙突
　● 起始：肱二头肌（短头）、喙肱肌
　● 抵止：胸小肌
■ 肱骨近端前面
　● 抵止：胸大肌、背阔肌、大圆肌
■ 肱骨内上髁
　● 起始：旋前圆肌、前臂屈肌群总腱

1.2 上臂后面肌肉的起始、抵止、支配神经及其作用

肌肉	起始	抵止	支配神经	作用
冈上肌 supraspinatus	冈上窝、冈上筋膜的内面	肱骨大结节	肩胛上神经、C4 ~ C6	上臂外展
三角肌 deltoid	锁骨外侧 1/3、肩峰、肩胛冈	肱骨三角肌粗隆	腋神经、C5 ~ C6	锁骨部：上臂前屈 肩峰部：上臂外展 肩胛冈部：上臂后伸 整体外展
冈下肌 infraspinatus	肩胛骨冈下窝	肱骨大结节	肩胛上神经、C4 ~ C6	上臂外旋
小圆肌 teres minor	肩胛骨外侧边缘上部 1/2	肱骨大结节	腋神经、C5	上臂外旋
肱三头肌 triceps brachii	长头：肩胛骨盂下结节 内侧头：肱骨后内面 外侧头：肱骨后外侧	尺骨鹰嘴	桡神经、C6 ~ T1	肘伸展、上臂后伸和内收
肘肌 anconeus	肱骨外上髁	尺骨鹰嘴外侧面	桡神经、C6 ~ C8	肘伸展、肘关节囊紧张
菱形肌 rhomboideus	C6 ~ T4 棘突	肩胛骨内侧边缘	肩胛背神经、C4 ~ C6	肩胛骨上提、内收

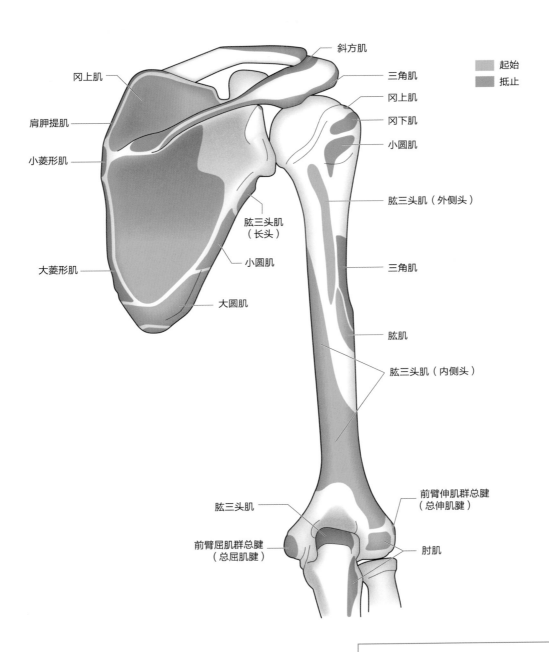

斜方肌

冈上肌

肩胛提肌

小菱形肌

大菱形肌

肱三头肌（长头）

小圆肌

大圆肌

三角肌

冈上肌

冈下肌

小圆肌

肱三头肌（外侧头）

三角肌

肱肌

肱三头肌（内侧头）

前臂伸肌群总腱（总伸肌腱）

肱三头肌

前臂屈肌群总腱（总屈肌腱）

肘肌

起始

抵止

- 肱骨大结节
  - 抵止：冈上肌、冈下肌、小圆肌
- 肱骨外上髁
  - 起始：肘肌、前臂伸肌群总腱

1.3 前臂前面肌肉的起始、抵止、支配神经及其作用

肌肉	起始	抵止	支配神经	作用
指浅屈肌 flexor digitorum superficialis	肱骨内上髁、尺骨粗隆、桡骨上部前面	第 2～5 指的中节指骨底	正中神经、C7～T1	第 2～5 指的近指间关节屈曲
指深屈肌 flexor digitorum profundus	尺骨前面、前臂骨间膜	第 2～5 指的远节指骨底	桡侧：正中神经、尺侧：尺神经、C7～T1	第 2～5 指的远指间关节屈曲
拇长屈肌 flexor pollicis longus	桡骨前面、前臂骨间膜	拇指远节指骨底	正中神经、C6～T1	拇指的指间关节、掌指关节屈曲
旋前方肌 pronator quadratus	尺骨远端前面	桡骨远端掌面	正中神经、C7～T1	前臂旋前
拇短屈肌 flexor pollicis brevis	屈肌支持带，大、小多角骨，头状骨	拇指近节指骨底	正中神经（浅头）、尺神经（深头）、C6～C7	拇指掌指关节屈曲、内收
拇对掌肌 opponens pollicis	大多角骨结节、屈肌支持带	第 1 掌骨桡侧边缘	正中神经、C6～T1	拇指对掌
拇收肌 adductor pollicis	第 3 掌骨掌面，头状骨，第 2、3 掌骨基部掌侧	尺侧籽骨、拇指近节指骨底	尺神经、C8～T1	拇指内收
小指展肌 abductor digiti minimi	豌豆骨、屈肌支持带	小指近节指骨底尺侧和籽骨	尺神经、C7～T1	小指外展
小指短屈肌 flexor digiti minimi brevis	钩骨、屈肌支持带	小指近节指骨底尺侧和籽骨	尺神经、C7～T1	小指掌指关节屈曲
小指对掌肌 opponens digiti minimi	钩骨、屈肌支持带	第 5 掌骨尺侧边缘	尺神经、C7～T1	小指对掌
旋前圆肌 pronator teres	肱骨头：内上髁、肱骨内侧肌间隔 尺骨头：钩突内侧	桡骨中央外侧及后面	正中神经、C6～C7	肘屈曲、前臂旋前
桡侧腕屈肌 flexor carpi radialis	肱骨内上髁	第 2、3 掌骨底	正中神经、C6～C8	前臂旋前和腕关节掌屈、桡屈
掌长肌 palmaris longus	肱骨内上髁、前臂筋膜内面	掌腱膜	正中神经、C6～T1	腕关节掌屈
尺侧腕屈肌 flexor carpi ulnaris	肱骨内上髁、鹰嘴后面	豌豆骨、钩骨、第 5 掌骨底	尺神经、C7～T1	腕关节掌屈、尺屈
旋后肌 spinator muscle	肱骨外上髁、尺骨后上面、肘关节囊后面、桡骨环状韧带	桡骨上部外侧面	桡神经、C5～C7	前臂旋后

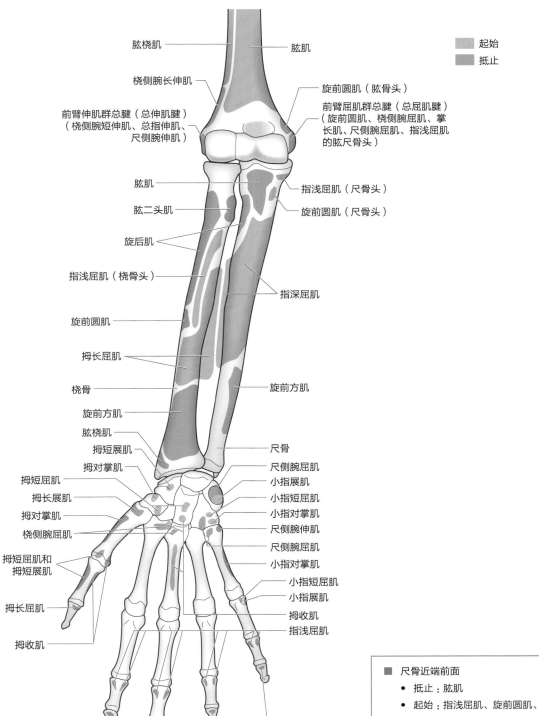

肱桡肌

肱肌

起始
抵止

桡侧腕长伸肌

旋前圆肌（肱骨头）

前臂伸肌群总腱（总伸肌腱）
（桡侧腕短伸肌、总指伸肌、
尺侧腕伸肌）

前臂屈肌群总腱（总屈肌腱）
（旋前圆肌、桡侧腕屈肌、掌
长肌、尺侧腕屈肌、指浅屈肌
的肱尺骨头）

肱肌

指浅屈肌（尺骨头）

肱二头肌

旋前圆肌（尺骨头）

旋后肌

指浅屈肌（桡骨头）

指深屈肌

旋前圆肌

拇长屈肌

桡骨

旋前方肌

旋前方肌

肱桡肌

尺骨

拇短展肌

尺侧腕屈肌

拇对掌肌

小指展肌

拇短屈肌

小指短屈肌

拇长展肌

小指对掌肌

拇对掌肌

尺侧腕伸肌

桡侧腕屈肌

尺侧腕屈肌

拇短屈肌和
拇短展肌

小指对掌肌

小指短屈肌

小指展肌

拇长屈肌

拇收肌

指浅屈肌

拇收肌

指深屈肌

■ 尺骨近端前面
  ● 抵止：肱肌
  ● 起始：指浅屈肌、旋前圆肌、
    指深屈肌、旋后肌
■ 桡骨近端前面
  ● 抵止：肱二头肌、旋后肌
  ● 起始：指浅屈肌

1.4 前臂后面肌肉的起始、抵止、支配神经及其作用

肌肉	起始	抵止	支配神经	作用
尺侧腕伸肌 extensor carpi ulnaris	肱骨外上髁、尺骨上部后面	第5掌骨底	桡神经、C5～C8	腕关节背屈、尺屈
拇长展肌 abductor pollicis longus	尺骨和桡骨的外侧面、前臂骨间膜	第1掌骨底外侧	桡神经、C6～C8	腕关节桡屈、拇指外展
拇短伸肌 extensor pollicis brevis	前臂骨间膜、桡骨背面	拇指近节指骨底背侧	桡神经、C6～C8	拇指掌指关节伸展、外展
拇长伸肌 extensor pollicis longus	尺骨背面、前臂骨间膜	拇指远节指骨底背侧	桡神经、C6～C8	拇指指间关节与掌指关节伸展、桡侧外展、尺侧内收
示指固有伸肌 extensor indicis proprius	尺骨背面下部、前臂骨间膜	示指指背腱膜	桡神经、C6～C8	示指伸展
蚓状肌 lumbrical muscle	指深屈肌腱桡侧、指深屈肌对面	第2～5指，近节指骨底桡侧面、指背腱膜	第1、2蚓状肌由正中神经支配，第3、4蚓状肌由尺神经支配，C6～T1	第2～5指的掌指关节屈曲、近指间关节与远指间关节伸展
骨间掌侧肌 palmar interossei	第2掌骨尺侧，第4、5掌骨桡侧	第4、5指的近节指骨底桡侧，第2指近节指骨底尺侧	尺神经、C8～T1	第2、4、5指的掌指关节内收和屈曲，近指间关节和远指间关节伸展
骨间背侧肌 dorsal interossei	第1～5掌骨对面	第2指桡侧，第3指两侧，第4指尺侧近节指骨底	尺神经、C8～T1	第2、4指掌指关节外展和屈曲，第3指掌指关节桡屈、尺屈、屈曲，第2～4指近指间关节和远指间关节伸展
桡侧腕短伸肌 extensor carpi radialis brevis	肱骨外上髁、桡骨环状韧带	第3掌骨底背侧	桡神经、C5～C8	腕关节背屈、桡屈
指伸肌 extensor digitorum	肱骨外上髁	第2～5指，中节指骨底和远节指骨底背侧	桡神经、C5～C8	第2～5指的伸展、腕关节背屈
小指伸肌 extensor digiti minimi	从指伸肌下部开始分离	小指背腱膜	桡神经、C5～C8	小指伸展

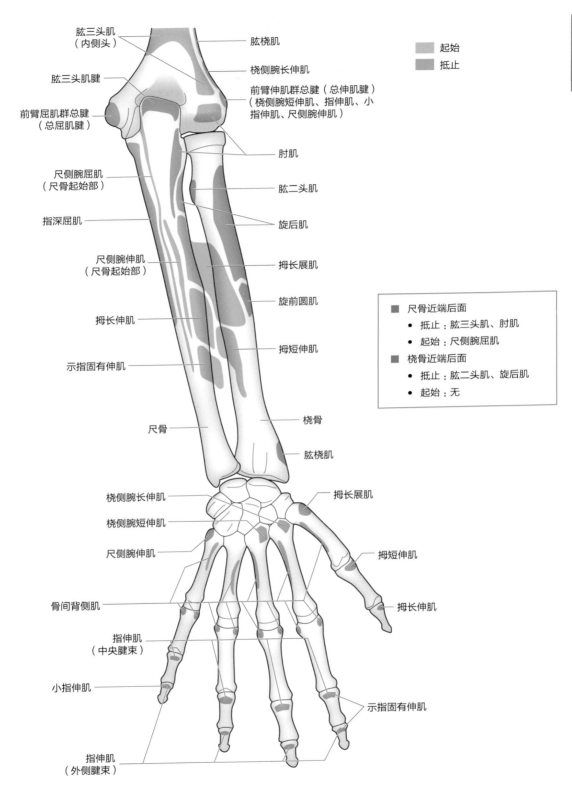

肱三头肌
（内侧头）

肱三头肌腱

前臂屈肌群总腱
（总屈肌腱）

尺侧腕屈肌
（尺骨起始部）

指深屈肌

尺侧腕伸肌
（尺骨起始部）

拇长伸肌

示指固有伸肌

尺骨

桡侧腕长伸肌

桡侧腕短伸肌

尺侧腕伸肌

骨间背侧肌

指伸肌
（中央腱束）

小指伸肌

指伸肌
（外侧腱束）

肱桡肌

桡侧腕长伸肌

前臂伸肌群总腱（总伸肌腱）
（桡侧腕短伸肌、指伸肌、小
指伸肌、尺侧腕伸肌）

肘肌

肱二头肌

旋后肌

拇长展肌

旋前圆肌

拇短伸肌

桡骨

肱桡肌

拇长展肌

拇短伸肌

拇长伸肌

示指固有伸肌

起始
抵止

■ 尺骨近端后面
  ● 抵止：肱三头肌、肘肌
  ● 起始：尺侧腕屈肌
■ 桡骨近端后面
  ● 抵止：肱二头肌、旋后肌
  ● 起始：无

参考文献

（1） 坂井建雄 , 松村讓兒 · 監訳 : プロメテウス解剖学アトラス 解剖学総論 / 運動器系 , 第 2 版 . 医学書院 , 2011.

（2） 日本手外科学会 · 編 : 手外科用語集 , 改訂第 4 版 . ナップ , 2012.

（3） Anderson MW, Fox MG: Sectional anatomy by MRI and CT, 4th ed. Philadelphia: Elsevier, 2017: 1-218.

第 2 章

MRI 断层解剖

　　本章为上肢的磁共振成像（MRI）断层解剖图集。上肢影像诊断中最重要的是沿上肢长轴方向的切面，即轴位切面。因此，这里首先大致展示从上臂到手指的轴位切面解剖图像，然后针对"肘关节""腕关节""手""指"等小范围的解剖，交替以冠状切面和矢状切面的图像进一步详细展示。此外，还将介绍平时很少有机会熟悉的重要结构——骨间神经。

冈本嘉一　橘川 薫

2.1 上肢（从上臂至腕关节的连续图像）

2.1.1 轴位切面（质子密度加权像）

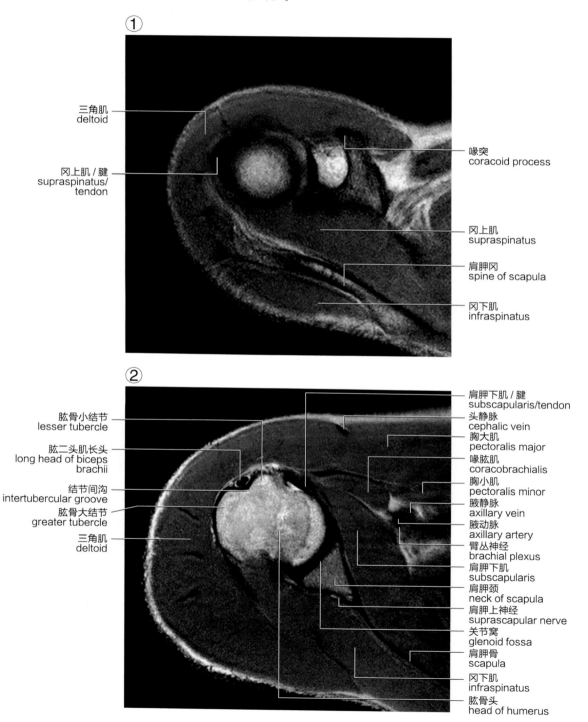

①
三角肌
deltoid

冈上肌 / 腱
supraspinatus/
tendon

喙突
coracoid process

冈上肌
supraspinatus

肩胛冈
spine of scapula

冈下肌
infraspinatus

②
肱骨小结节
lesser tubercle

肱二头肌长头
long head of biceps
brachii

结节间沟
intertubercular groove

肱骨大结节
greater tubercle

三角肌
deltoid

肩胛下肌 / 腱
subscapularis/tendon

头静脉
cephalic vein

胸大肌
pectoralis major

喙肱肌
coracobrachialis

胸小肌
pectoralis minor

腋静脉
axillary vein

腋动脉
axillary artery

臂丛神经
brachial plexus

肩胛下肌
subscapularis

肩胛颈
neck of scapula

肩胛上神经
suprascapular nerve

关节窝
glenoid fossa

肩胛骨
scapula

冈下肌
infraspinatus

肱骨头
head of humerus

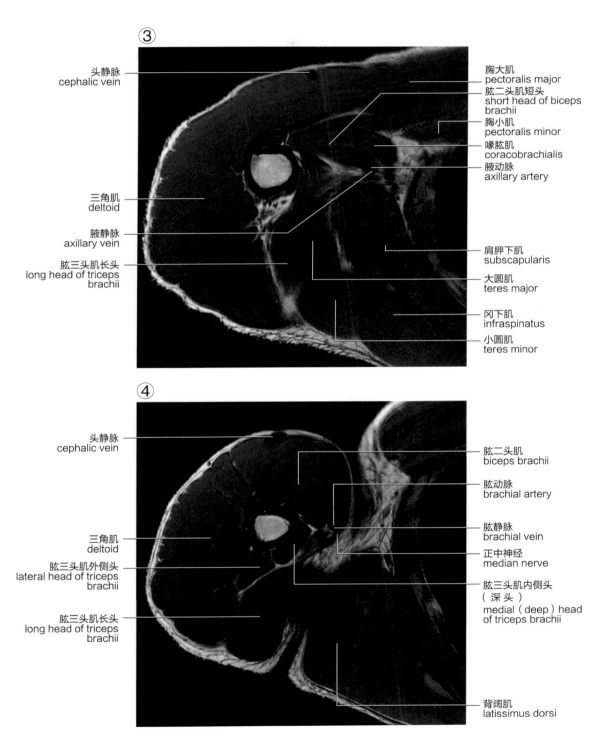

③

头静脉
cephalic vein

胸大肌
pectoralis major

肱二头肌短头
short head of biceps brachii

胸小肌
pectoralis minor

喙肱肌
coracobrachialis

腋动脉
axillary artery

三角肌
deltoid

腋静脉
axillary vein

肱三头肌长头
long head of triceps brachii

肩胛下肌
subscapularis

大圆肌
teres major

冈下肌
infraspinatus

小圆肌
teres minor

④

头静脉
cephalic vein

肱二头肌
biceps brachii

肱动脉
brachial artery

肱静脉
brachial vein

正中神经
median nerve

三角肌
deltoid

肱三头肌外侧头
lateral head of triceps brachii

肱三头肌长头
long head of triceps brachii

肱三头肌内侧头
（深头）
medial（deep）head of triceps brachii

背阔肌
latissimus dorsi

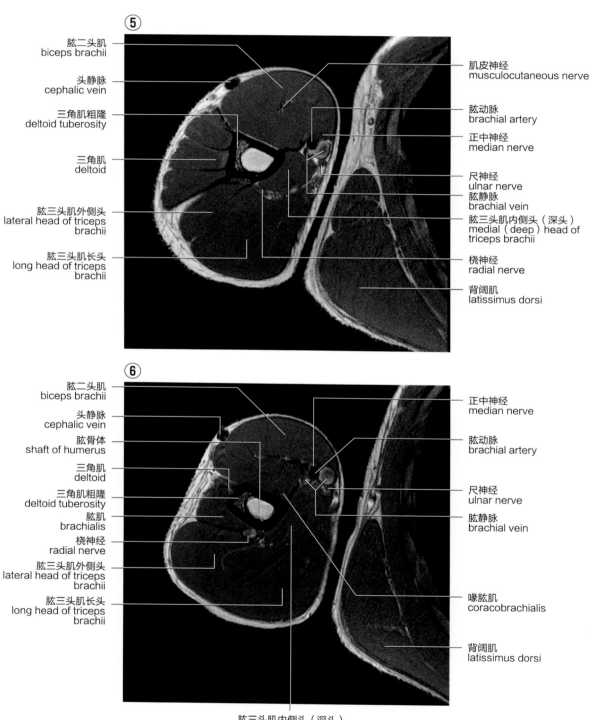

⑤

肱二头肌
biceps brachii

头静脉
cephalic vein

三角肌粗隆
deltoid tuberosity

三角肌
deltoid

肱三头肌外侧头
lateral head of triceps
brachii

肱三头肌长头
long head of triceps
brachii

肌皮神经
musculocutaneous nerve

肱动脉
brachial artery

正中神经
median nerve

尺神经
ulnar nerve
肱静脉
brachial vein

肱三头肌内侧头（深头）
medial（deep）head of
triceps brachii

桡神经
radial nerve

背阔肌
latissimus dorsi

⑥

肱二头肌
biceps brachii

头静脉
cephalic vein

肱骨体
shaft of humerus

三角肌
deltoid

三角肌粗隆
deltoid tuberosity

肱肌
brachialis

桡神经
radial nerve

肱三头肌外侧头
lateral head of triceps
brachii

肱三头肌长头
long head of triceps
brachii

正中神经
median nerve

肱动脉
brachial artery

尺神经
ulnar nerve

肱静脉
brachial vein

喙肱肌
coracobrachialis

背阔肌
latissimus dorsi

肱三头肌内侧头（深头）
medial（deep）head of triceps brachii

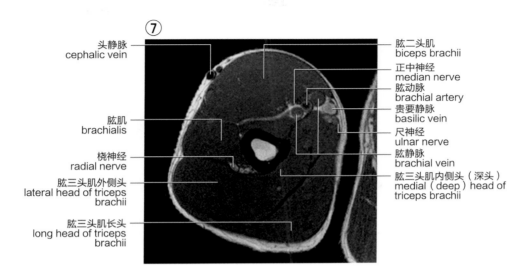

⑦

头静脉
cephalic vein

肱二头肌
biceps brachii

正中神经
median nerve

肱动脉
brachial artery

贵要静脉
basilic vein

尺神经
ulnar nerve

肱静脉
brachial vein

肱肌
brachialis

桡神经
radial nerve

肱三头肌外侧头
lateral head of triceps brachii

肱三头肌长头
long head of triceps brachii

肱三头肌内侧头（深头）
medial（deep）head of triceps brachii

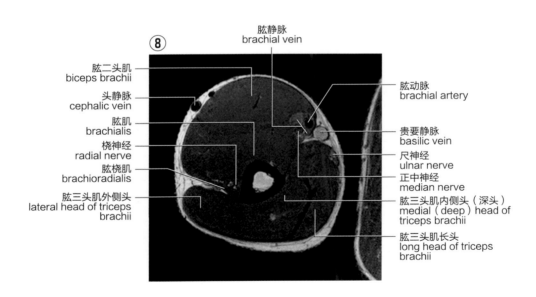

⑧

肱静脉
brachial vein

肱二头肌
biceps brachii

头静脉
cephalic vein

肱肌
brachialis

桡神经
radial nerve

肱桡肌
brachioradialis

肱三头肌外侧头
lateral head of triceps brachii

肱动脉
brachial artery

贵要静脉
basilic vein

尺神经
ulnar nerve

正中神经
median nerve

肱三头肌内侧头（深头）
medial（deep）head of triceps brachii

肱三头肌长头
long head of triceps brachii

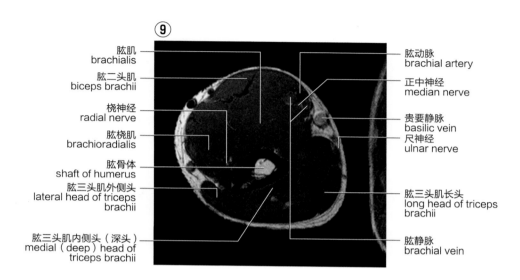

⑨

肱肌
brachialis

肱二头肌
biceps brachii

桡神经
radial nerve

肱桡肌
brachioradialis

肱骨体
shaft of humerus

肱三头肌外侧头
lateral head of triceps
brachii

肱三头肌内侧头（深头）
medial（deep）head of
triceps brachii

肱动脉
brachial artery

正中神经
median nerve

贵要静脉
basilic vein

尺神经
ulnar nerve

肱三头肌长头
long head of triceps
brachii

肱静脉
brachial vein

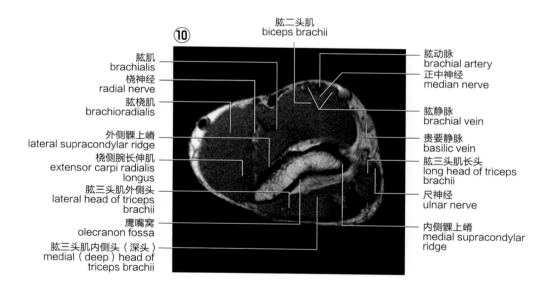

⑩

肱二头肌
biceps brachii

肱肌
brachialis

桡神经
radial nerve

肱桡肌
brachioradialis

外侧髁上嵴
lateral supracondylar ridge

桡侧腕长伸肌
extensor carpi radialis
longus

肱三头肌外侧头
lateral head of triceps
brachii

鹰嘴窝
olecranon fossa

肱三头肌内侧头（深头）
medial（deep）head of
triceps brachii

肱动脉
brachial artery

正中神经
median nerve

肱静脉
brachial vein

贵要静脉
basilic vein

肱三头肌长头
long head of triceps
brachii

尺神经
ulnar nerve

内侧髁上嵴
medial supracondylar
ridge

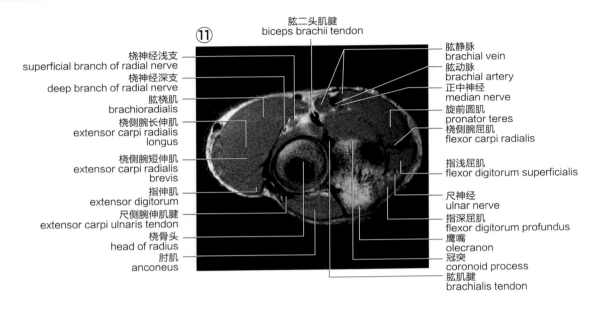

⑪

肱二头肌腱
biceps brachii tendon

桡神经浅支
superficial branch of radial nerve

桡神经深支
deep branch of radial nerve

肱桡肌
brachioradialis

桡侧腕长伸肌
extensor carpi radialis longus

桡侧腕短伸肌
extensor carpi radialis brevis

指伸肌
extensor digitorum

尺侧腕伸肌腱
extensor carpi ulnaris tendon

桡骨头
head of radius

肘肌
anconeus

肱静脉
brachial vein

肱动脉
brachial artery

正中神经
median nerve

旋前圆肌
pronator teres

桡侧腕屈肌
flexor carpi radialis

指浅屈肌
flexor digitorum superficialis

尺神经
ulnar nerve

指深屈肌
flexor digitorum profundus

鹰嘴
olecranon

冠突
coronoid process

肱肌腱
brachialis tendon

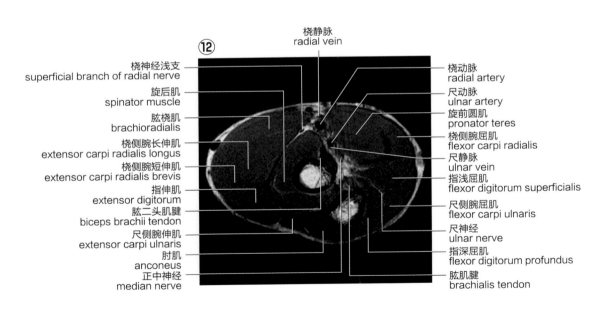

⑫

桡静脉
radial vein

桡神经浅支
superficial branch of radial nerve

旋后肌
spinator muscle

肱桡肌
brachioradialis

桡侧腕长伸肌
extensor carpi radialis longus

桡侧腕短伸肌
extensor carpi radialis brevis

指伸肌
extensor digitorum

肱二头肌腱
biceps brachii tendon

尺侧腕伸肌
extensor carpi ulnaris

肘肌
anconeus

正中神经
median nerve

桡动脉
radial artery

尺动脉
ulnar artery

旋前圆肌
pronator teres

桡侧腕屈肌
flexor carpi radialis

尺静脉
ulnar vein

指浅屈肌
flexor digitorum superficialis

尺侧腕屈肌
flexor carpi ulnaris

尺神经
ulnar nerve

指深屈肌
flexor digitorum profundus

肱肌腱
brachialis tendon

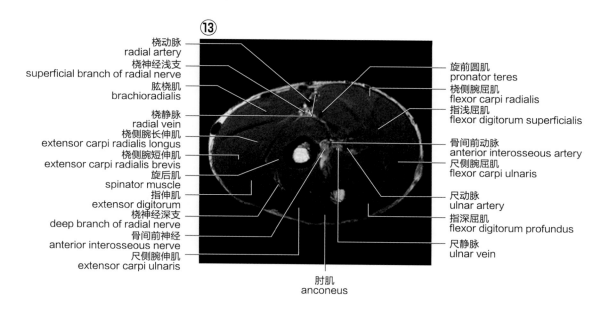

⑬

桡动脉
radial artery
桡神经浅支
superficial branch of radial nerve
肱桡肌
brachioradialis
桡静脉
radial vein
桡侧腕长伸肌
extensor carpi radialis longus
桡侧腕短伸肌
extensor carpi radialis brevis
旋后肌
spinator muscle
指伸肌
extensor digitorum
桡神经深支
deep branch of radial nerve
骨间前神经
anterior interosseous nerve
尺侧腕伸肌
extensor carpi ulnaris

旋前圆肌
pronator teres
桡侧腕屈肌
flexor carpi radialis
指浅屈肌
flexor digitorum superficialis
骨间前动脉
anterior interosseous artery
尺侧腕屈肌
flexor carpi ulnaris
尺动脉
ulnar artery
指深屈肌
flexor digitorum profundus
尺静脉
ulnar vein

肘肌
anconeus

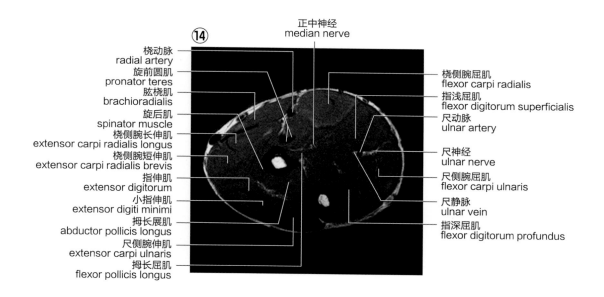

⑭

正中神经
median nerve

桡动脉
radial artery
旋前圆肌
pronator teres
肱桡肌
brachioradialis
旋后肌
spinator muscle
桡侧腕长伸肌
extensor carpi radialis longus
桡侧腕短伸肌
extensor carpi radialis brevis
指伸肌
extensor digitorum
小指伸肌
extensor digiti minimi
拇长展肌
abductor pollicis longus
尺侧腕伸肌
extensor carpi ulnaris
拇长屈肌
flexor pollicis longus

桡侧腕屈肌
flexor carpi radialis
指浅屈肌
flexor digitorum superficialis
尺动脉
ulnar artery
尺神经
ulnar nerve
尺侧腕屈肌
flexor carpi ulnaris
尺静脉
ulnar vein
指深屈肌
flexor digitorum profundus

⑮

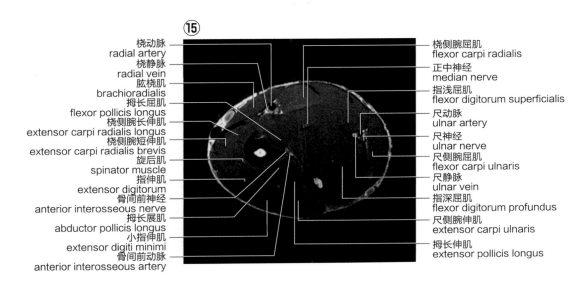

桡动脉
radial artery
桡静脉
radial vein
肱桡肌
brachioradialis
拇长屈肌
flexor pollicis longus
桡侧腕长伸肌
extensor carpi radialis longus
桡侧腕短伸肌
extensor carpi radialis brevis
旋后肌
spinator muscle
指伸肌
extensor digitorum
骨间前神经
anterior interosseous nerve
拇长展肌
abductor pollicis longus
小指伸肌
extensor digiti minimi
骨间前动脉
anterior interosseous artery

桡侧腕屈肌
flexor carpi radialis
正中神经
median nerve
指浅屈肌
flexor digitorum superficialis
尺动脉
ulnar artery
尺神经
ulnar nerve
尺侧腕屈肌
flexor carpi ulnaris
尺静脉
ulnar vein
指深屈肌
flexor digitorum profundus
尺侧腕伸肌
extensor carpi ulnaris
拇长伸肌
extensor pollicis longus

骨间前神经
anterior interosseous nerve

⑯

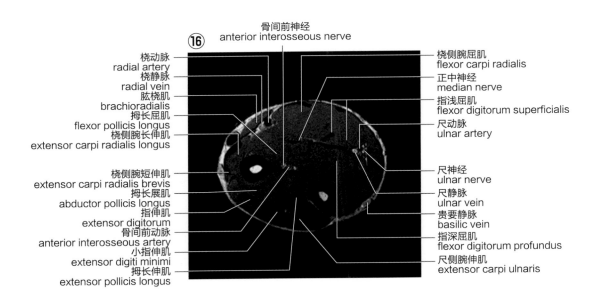

桡动脉
radial artery
桡静脉
radial vein
肱桡肌
brachioradialis
拇长屈肌
flexor pollicis longus
桡侧腕长伸肌
extensor carpi radialis longus
桡侧腕短伸肌
extensor carpi radialis brevis
拇长展肌
abductor pollicis longus
指伸肌
extensor digitorum
骨间前动脉
anterior interosseous artery
小指伸肌
extensor digiti minimi
拇长伸肌
extensor pollicis longus

桡侧腕屈肌
flexor carpi radialis
正中神经
median nerve
指浅屈肌
flexor digitorum superficialis
尺动脉
ulnar artery
尺神经
ulnar nerve
尺静脉
ulnar vein
贵要静脉
basilic vein
指深屈肌
flexor digitorum profundus
尺侧腕伸肌
extensor carpi ulnaris

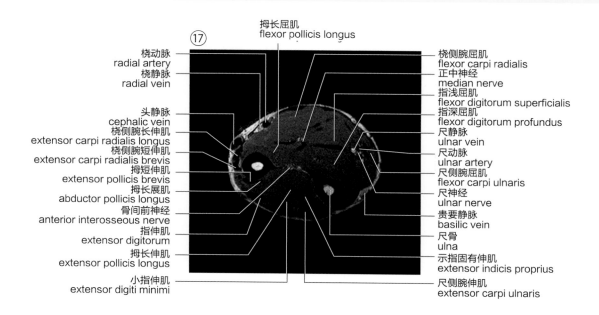

⑰

拇长屈肌
flexor pollicis longus

桡动脉
radial artery
桡静脉
radial vein

头静脉
cephalic vein
桡侧腕长伸肌
extensor carpi radialis longus
桡侧腕短伸肌
extensor carpi radialis brevis
拇短伸肌
extensor pollicis brevis
拇长展肌
abductor pollicis longus
骨间前神经
anterior interosseous nerve
指伸肌
extensor digitorum
拇长伸肌
extensor pollicis longus
小指伸肌
extensor digiti minimi

桡侧腕屈肌
flexor carpi radialis
正中神经
median nerve
指浅屈肌
flexor digitorum superficialis
指深屈肌
flexor digitorum profundus
尺静脉
ulnar vein
尺动脉
ulnar artery
尺侧腕屈肌
flexor carpi ulnaris
尺神经
ulnar nerve
贵要静脉
basilic vein
尺骨
ulna
示指固有伸肌
extensor indicis proprius
尺侧腕伸肌
extensor carpi ulnaris

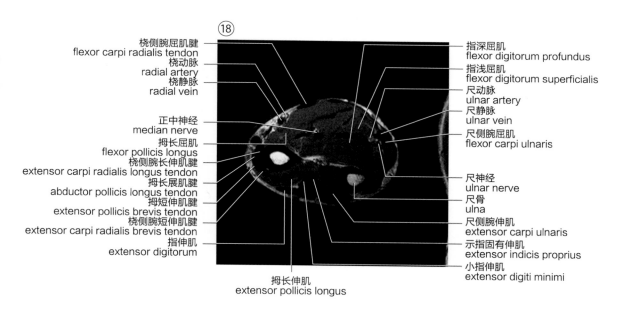

⑱

桡侧腕屈肌腱
flexor carpi radialis tendon
桡动脉
radial artery
桡静脉
radial vein

正中神经
median nerve
拇长屈肌
flexor pollicis longus
桡侧腕长伸肌腱
extensor carpi radialis longus tendon
拇长展肌腱
abductor pollicis longus tendon
拇短伸肌腱
extensor pollicis brevis tendon
桡侧腕短伸肌腱
extensor carpi radialis brevis tendon
指伸肌
extensor digitorum

指深屈肌
flexor digitorum profundus
指浅屈肌
flexor digitorum superficialis
尺动脉
ulnar artery
尺静脉
ulnar vein
尺侧腕屈肌
flexor carpi ulnaris
尺神经
ulnar nerve
尺骨
ulna
尺侧腕伸肌
extensor carpi ulnaris
示指固有伸肌
extensor indicis proprius
小指伸肌
extensor digiti minimi

拇长伸肌
extensor pollicis longus

⑲

桡侧腕屈肌腱
flexor carpi radialis tendon

桡动脉
radial artery

肱桡肌腱
brachioradialis tendon

桡侧腕长伸肌腱
extensor carpi radialis longus tendon

拇长展肌腱
abductor pollicis longus tendon

拇短伸肌腱
extensor pollicis brevis tendon

桡侧腕短伸肌腱
extensor carpi radialis brevis tendon

拇长伸肌
extensor pollicis longus

指伸肌
extensor digitorum

示指固有伸肌
extensor indicis proprius

指浅屈肌
flexor digitorum superficialis

指深屈肌
flexor digitorum profundus

尺动脉
ulnar artery

尺侧腕屈肌
flexor carpi ulnaris

尺静脉
ulnar vein

尺神经
ulnar nerve

旋前方肌
pronator quadratus

尺侧腕伸肌
extensor carpi ulnaris

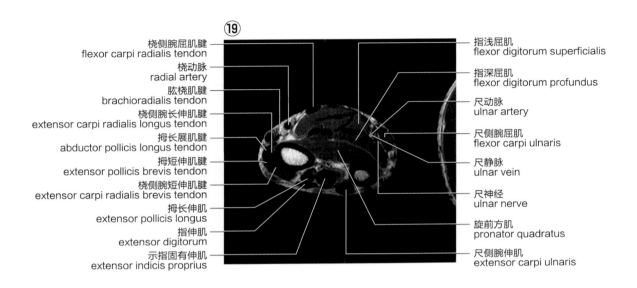

⑳

正中神经
median nerve

桡侧腕屈肌腱
flexor carpi radialis tendon

桡动脉
radial artery

桡静脉
radial vein

拇长展肌腱
abductor pollicis longus tendon

拇短伸肌腱
extensor pollicis brevis tendon

拇长屈肌腱
flexor pollicis longus tendon

桡侧腕长伸肌腱
extensor carpi radialis longus tendon

桡侧腕短伸肌腱
extensor carpi radialis brevis tendon

拇长伸肌腱
extensor pollicis longus tendon

示指固有伸肌腱
extensor indicis proprius tendon

指浅屈肌腱
flexor digitorum superficialis tendon

尺动脉
ulnar artery

尺静脉
ulnar vein

尺侧腕屈肌腱
flexor carpi ulnaris tendon

尺神经
ulnar nerve

指深屈肌腱
flexor digitorum profundus tendon

尺侧腕伸肌腱
extensor carpi ulnaris tendon

小指伸肌腱
extensor digiti minimi tendon

指伸肌
extensor digitorum

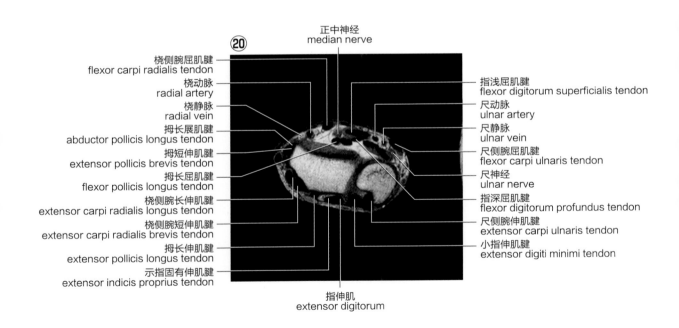

2.2 肘关节

2.2.1 轴位切面（质子密度加权像）

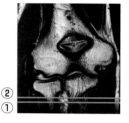

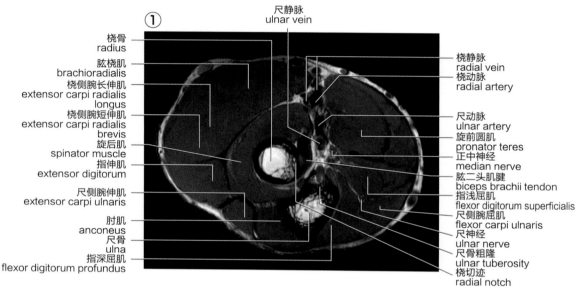

①

尺静脉
ulnar vein

桡骨
radius

肱桡肌
brachioradialis

桡侧腕长伸肌
extensor carpi radialis longus

桡侧腕短伸肌
extensor carpi radialis brevis

旋后肌
spinator muscle

指伸肌
extensor digitorum

尺侧腕伸肌
extensor carpi ulnaris

肘肌
anconeus

尺骨
ulna

指深屈肌
flexor digitorum profundus

桡静脉
radial vein

桡动脉
radial artery

尺动脉
ulnar artery

旋前圆肌
pronator teres

正中神经
median nerve

肱二头肌腱
biceps brachii tendon

指浅屈肌
flexor digitorum superficialis

尺侧腕屈肌
flexor carpi ulnaris

尺神经
ulnar nerve

尺骨粗隆
ulnar tuberosity

桡切迹
radial notch

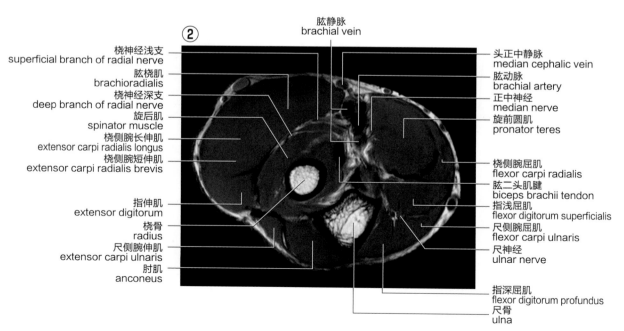

②

肱静脉
brachial vein

桡神经浅支
superficial branch of radial nerve

肱桡肌
brachioradialis

桡神经深支
deep branch of radial nerve

旋后肌
spinator muscle

桡侧腕长伸肌
extensor carpi radialis longus

桡侧腕短伸肌
extensor carpi radialis brevis

指伸肌
extensor digitorum

桡骨
radius

尺侧腕伸肌
extensor carpi ulnaris

肘肌
anconeus

头正中静脉
median cephalic vein

肱动脉
brachial artery

正中神经
median nerve

旋前圆肌
pronator teres

桡侧腕屈肌
flexor carpi radialis

肱二头肌腱
biceps brachii tendon

指浅屈肌
flexor digitorum superficialis

尺侧腕屈肌
flexor carpi ulnaris

尺神经
ulnar nerve

指深屈肌
flexor digitorum profundus

尺骨
ulna

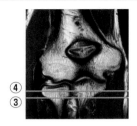

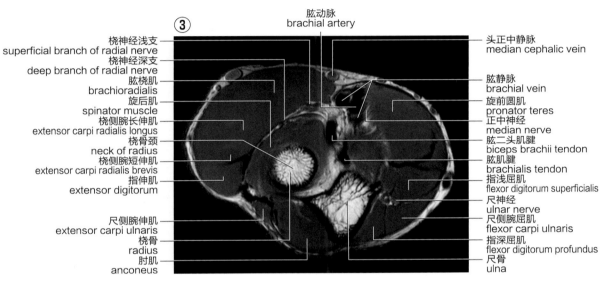

③

肱动脉
brachial artery

桡神经浅支
superficial branch of radial nerve
桡神经深支
deep branch of radial nerve
肱桡肌
brachioradialis
旋后肌
spinator muscle
桡侧腕长伸肌
extensor carpi radialis longus
桡骨颈
neck of radius
桡侧腕短伸肌
extensor carpi radialis brevis
指伸肌
extensor digitorum
尺侧腕伸肌
extensor carpi ulnaris
桡骨
radius
肘肌
anconeus

头正中静脉
median cephalic vein
肱静脉
brachial vein
旋前圆肌
pronator teres
正中神经
median nerve
肱二头肌腱
biceps brachii tendon
肱肌腱
brachialis tendon
指浅屈肌
flexor digitorum superficialis
尺神经
ulnar nerve
尺侧腕屈肌
flexor carpi ulnaris
指深屈肌
flexor digitorum profundus
尺骨
ulna

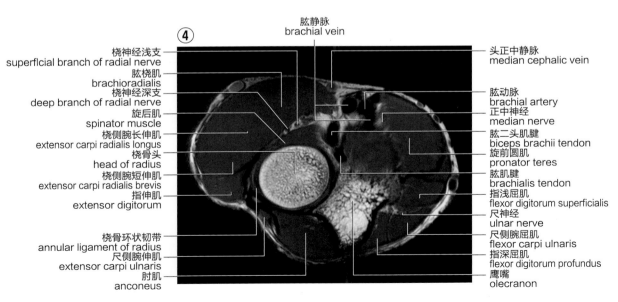

④

肱静脉
brachial vein

桡神经浅支
superflcial branch of radial nerve
肱桡肌
brachioradialis
桡神经深支
deep branch of radial nerve
旋后肌
spinator muscle
桡侧腕长伸肌
extensor carpi radialis longus
桡骨头
head of radius
桡侧腕短伸肌
extensor carpi radialis brevis
指伸肌
extensor digitorum
桡骨环状韧带
annular ligament of radius
尺侧腕伸肌
extensor carpi ulnaris
肘肌
anconeus

头正中静脉
median cephalic vein
肱动脉
brachial artery
正中神经
median nerve
肱二头肌腱
biceps brachii tendon
旋前圆肌
pronator teres
肱肌腱
brachialis tendon
指浅屈肌
flexor digitorum superficialis
尺神经
ulnar nerve
尺侧腕屈肌
flexor carpi ulnaris
指深屈肌
flexor digitorum profundus
鹰嘴
olecranon

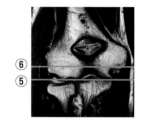

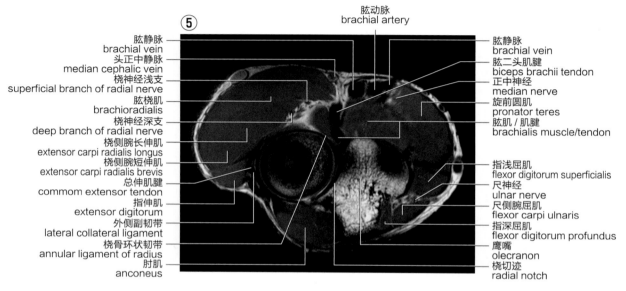

⑤

肱动脉
brachial artery

肱静脉
brachial vein

头正中静脉
median cephalic vein

桡神经浅支
superficial branch of radial nerve

肱桡肌
brachioradialis

桡神经深支
deep branch of radial nerve

桡侧腕长伸肌
extensor carpi radialis longus

桡侧腕短伸肌
extensor carpi radialis brevis

总伸肌腱
commom extensor tendon

指伸肌
extensor digitorum

外侧副韧带
lateral collateral ligament

桡骨环状韧带
annular ligament of radius

肘肌
anconeus

肱静脉
brachial vein

肱二头肌腱
biceps brachii tendon

正中神经
median nerve

旋前圆肌
pronator teres

肱肌 / 肌腱
brachialis muscle/tendon

指浅屈肌
flexor digitorum superficialis

尺神经
ulnar nerve

尺侧腕屈肌
flexor carpi ulnaris

指深屈肌
flexor digitorum profundus

鹰嘴
olecranon

桡切迹
radial notch

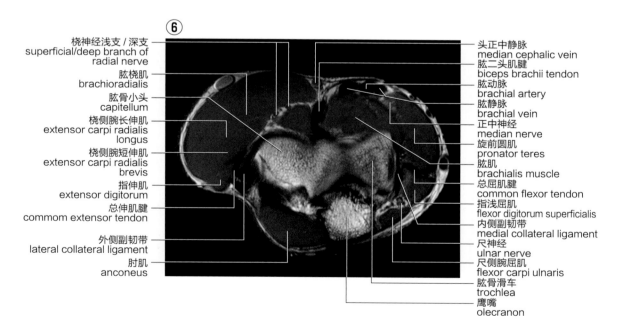

⑥

桡神经浅支 / 深支
superficial/deep branch of radial nerve

肱桡肌
brachioradialis

肱骨小头
capitellum

桡侧腕长伸肌
extensor carpi radialis longus

桡侧腕短伸肌
extensor carpi radialis brevis

指伸肌
extensor digitorum

总伸肌腱
commom extensor tendon

外侧副韧带
lateral collateral ligament

肘肌
anconeus

头正中静脉
median cephalic vein

肱二头肌腱
biceps brachii tendon

肱动脉
brachial artery

肱静脉
brachial vein

正中神经
median nerve

旋前圆肌
pronator teres

肱肌
brachialis muscle

总屈肌腱
common flexor tendon

指浅屈肌
flexor digitorum superficialis

内侧副韧带
medial collateral ligament

尺神经
ulnar nerve

尺侧腕屈肌
flexor carpi ulnaris

肱骨滑车
trochlea

鹰嘴
olecranon

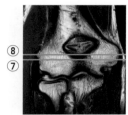

⑧
⑦

⑦

肱二头肌腱
biceps brachii tendon

头正中静脉
median cephalic vein

桡神经浅支 / 深支
superficial/deep branch of
radial nerve

肱桡肌
brachioradialis

肱骨小头
capitellum

桡侧腕长伸肌
extensor carpi radialis longus

总伸肌腱
commom extensor tendon

指伸肌
extensor digitorum

外侧副韧带
lateral collateral ligament

外上髁
lateral epicondyle

肘肌
anconeus

肱静脉
brachial vein

肱动脉
brachial artery

肱静脉
brachial vein

正中神经
median nerve

旋前圆肌
pronator teres

肱肌
brachialis

肱骨滑车
trochlea

总屈肌腱
common flexor tendon

指浅屈肌
flexor digitorum
superficialis

尺神经
ulnar nerve

内上髁
medial epicondyle

鹰嘴
olecranon

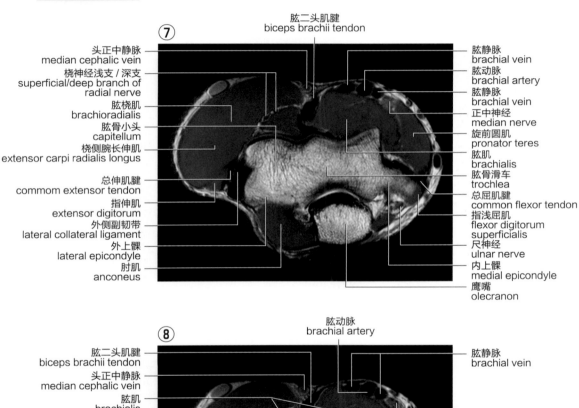

⑧

肱动脉
brachial artery

肱二头肌腱
biceps brachii tendon

头正中静脉
median cephalic vein

肱肌
brachialis

肱桡肌
brachioradialis

桡神经浅支 / 深支
superficial/deep branch of
radial nerve

桡侧腕长伸肌
extensor carpi radialis
longus

总伸肌腱
commom extensor tendon

外上髁
lateral epicondyle

肱骨小头
capitellum

肘肌
anconeus

肱静脉
brachial vein

正中神经
median nerve

旋前圆肌
pronator teres

内上髁
medial epicondyle

尺神经
ulnar nerve

鹰嘴
olecranon

肱骨滑车
trochlea

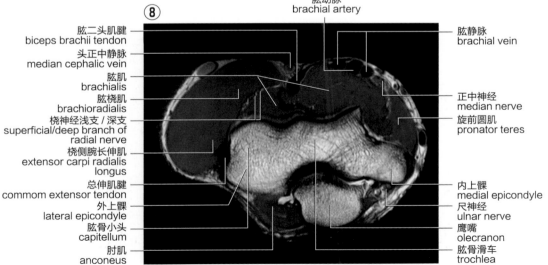

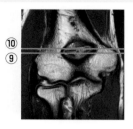

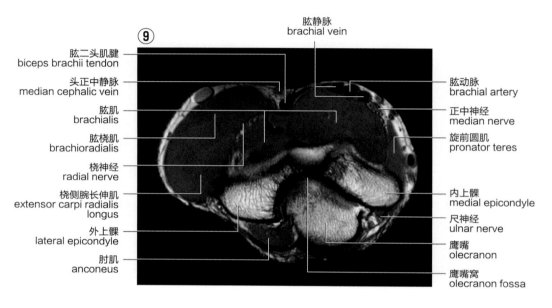

⑨

肱二头肌腱
biceps brachii tendon

头正中静脉
median cephalic vein

肱肌
brachialis

肱桡肌
brachioradialis

桡神经
radial nerve

桡侧腕长伸肌
extensor carpi radialis
longus

外上髁
lateral epicondyle

肘肌
anconeus

肱静脉
brachial vein

肱动脉
brachial artery

正中神经
median nerve

旋前圆肌
pronator teres

内上髁
medial epicondyle

尺神经
ulnar nerve

鹰嘴
olecranon

鹰嘴窝
olecranon fossa

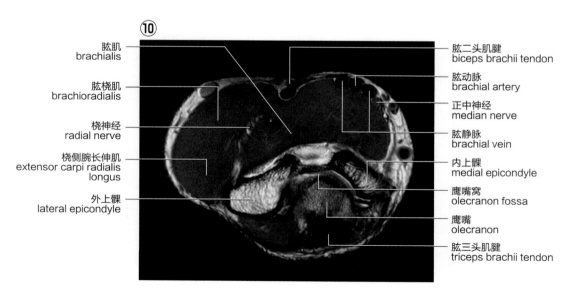

⑩

肱肌
brachialis

肱桡肌
brachioradialis

桡神经
radial nerve

桡侧腕长伸肌
extensor carpi radialis
longus

外上髁
lateral epicondyle

肱二头肌腱
biceps brachii tendon

肱动脉
brachial artery

正中神经
median nerve

肱静脉
brachial vein

内上髁
medial epicondyle

鹰嘴窝
olecranon fossa

鹰嘴
olecranon

肱三头肌腱
triceps brachii tendon

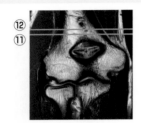

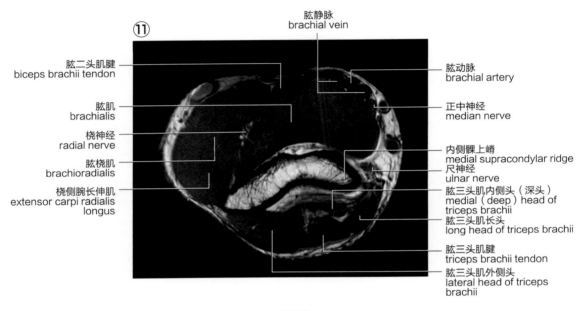

⑪

肱静脉
brachial vein

肱二头肌腱
biceps brachii tendon

肱肌
brachialis

桡神经
radial nerve

肱桡肌
brachioradialis

桡侧腕长伸肌
extensor carpi radialis
longus

肱动脉
brachial artery

正中神经
median nerve

内侧髁上嵴
medial supracondylar ridge
尺神经
ulnar nerve

肱三头肌内侧头（深头）
medial（deep）head of
triceps brachii

肱三头肌长头
long head of triceps brachii

肱三头肌腱
triceps brachii tendon

肱三头肌外侧头
lateral head of triceps
brachii

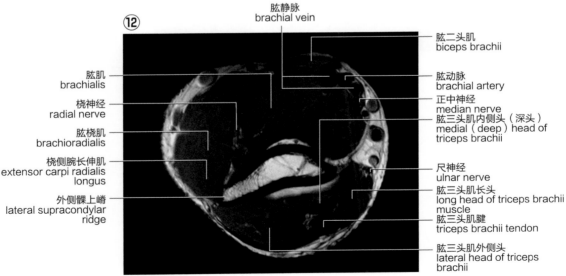

⑫

肱静脉
brachial vein

肱肌
brachialis

桡神经
radial nerve

肱桡肌
brachioradialis

桡侧腕长伸肌
extensor carpi radialis
longus

外侧髁上嵴
lateral supracondylar
ridge

肱二头肌
biceps brachii

肱动脉
brachial artery

正中神经
median nerve
肱三头肌内侧头（深头）
medial（deep）head of
triceps brachii

尺神经
ulnar nerve

肱三头肌长头
long head of triceps brachii
muscle

肱三头肌腱
triceps brachii tendon

肱三头肌外侧头
lateral head of triceps
brachii

27

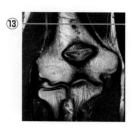

⑬

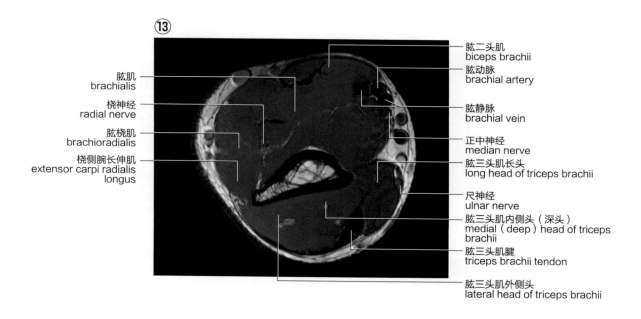

⑬

肱肌
brachialis

桡神经
radial nerve

肱桡肌
brachioradialis

桡侧腕长伸肌
extensor carpi radialis
longus

肱二头肌
biceps brachii

肱动脉
brachial artery

肱静脉
brachial vein

正中神经
median nerve

肱三头肌长头
long head of triceps brachii

尺神经
ulnar nerve

肱三头肌内侧头（深头）
medial（deep）head of triceps
brachii

肱三头肌腱
triceps brachii tendon

肱三头肌外侧头
lateral head of triceps brachii

2.2.2 冠状切面（质子密度加权像）

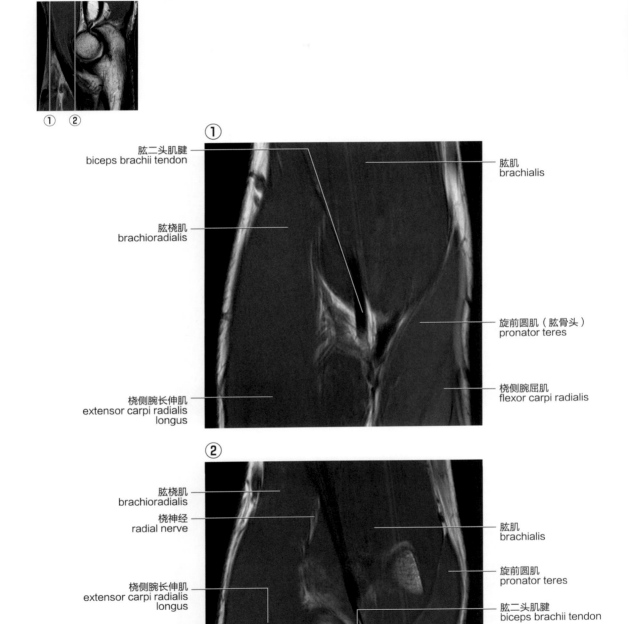

①
肱二头肌腱
biceps brachii tendon

肱肌
brachialis

肱桡肌
brachioradialis

旋前圆肌（肱骨头）
pronator teres

桡侧腕长伸肌
extensor carpi radialis
longus

桡侧腕屈肌
flexor carpi radialis

②
肱桡肌
brachioradialis

桡神经
radial nerve

肱肌
brachialis

旋前圆肌
pronator teres

桡侧腕长伸肌
extensor carpi radialis
longus

肱二头肌腱
biceps brachii tendon

桡神经深支
deep branch of radial
nerve

尺动 / 静脉
ulnar artery/vein

桡侧腕短伸肌
extensor carpi radialis
brevis

旋前圆肌
pronator teres

旋后肌
spinator muscle

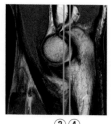

③ ④

③

肱桡肌
brachioradialis
桡神经
radial nerve
肱骨小头
capitellum
肱桡关节
humeroradial joint
桡侧腕长伸肌
extensor carpi radialis longus
桡骨头
head of radius
桡骨环状韧带
annular ligament of radius

旋后肌
spinator muscle
桡神经深支
deep branch of radial nerve
桡侧腕短伸肌
extensor carpi radialis brevis
桡骨体
body of radius

肱肌
brachialis
桡尺近侧关节
proximal radioulnar joint
肱骨滑车
trochlea
肱尺关节
humeroulnar joint

肱肌腱
brachialis tendon
肱二头肌腱
biceps brachii tendon
旋前圆肌
pronator teres

桡骨粗隆
radial tuberosity

斜索
oblique cord

④

肱肌
brachialis
肱骨小头
capitellum
桡侧腕长伸肌
extensor carpi radialis longus
外侧副韧带
lateral collateral ligament
肱桡关节
humeroradial joint
总伸肌腱
commom extensor tendon
桡骨环状韧带
annular ligament of radius

桡骨颈
neck of radius
旋后肌
spinator muscle
桡骨体
body of radius

肱骨踝
condyle of humerus

肱尺关节
humeroulnar joint

内侧副韧带
medial collateral ligament
桡侧腕屈肌
flexor carpi radialis

桡尺近侧关节
proximal radioulnar joint
方形韧带
quadrate ligament
肱肌腱
brachialis tendon
指浅屈肌
flexor digitorum superficialis

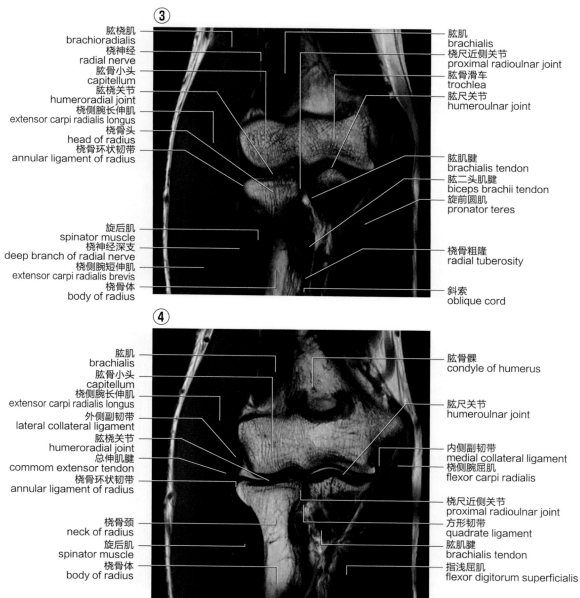

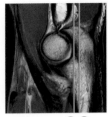

⑤ ⑥

⑤

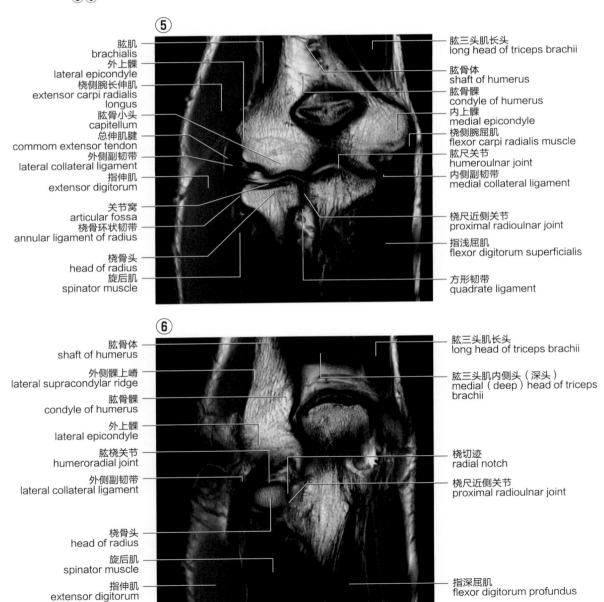

肱肌
brachialis

外上髁
lateral epicondyle

桡侧腕长伸肌
extensor carpi radialis
longus

肱骨小头
capitellum

总伸肌腱
commom extensor tendon

外侧副韧带
lateral collateral ligament

指伸肌
extensor digitorum

关节窝
articular fossa

桡骨环状韧带
annular ligament of radius

桡骨头
head of radius

旋后肌
spinator muscle

肱三头肌长头
long head of triceps brachii

肱骨体
shaft of humerus

肱骨髁
condyle of humerus

内上髁
medial epicondyle

桡侧腕屈肌
flexor carpi radialis muscle

肱尺关节
humeroulnar joint

内侧副韧带
medial collateral ligament

桡尺近侧关节
proximal radioulnar joint

指浅屈肌
flexor digitorum superficialis

方形韧带
quadrate ligament

⑥

肱骨体
shaft of humerus

外侧髁上嵴
lateral supracondylar ridge

肱骨髁
condyle of humerus

外上髁
lateral epicondyle

肱桡关节
humeroradial joint

外侧副韧带
lateral collateral ligament

桡骨头
head of radius

旋后肌
spinator muscle

指伸肌
extensor digitorum

肱三头肌长头
long head of triceps brachii

肱三头肌内侧头（深头）
medial（deep）head of triceps
brachii

桡切迹
radial notch

桡尺近侧关节
proximal radioulnar joint

指深屈肌
flexor digitorum profundus

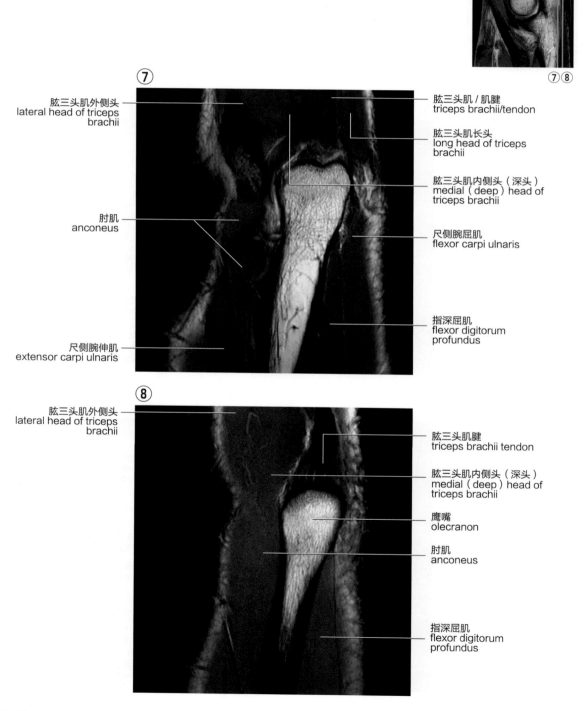

⑦⑧

⑦

肱三头肌外侧头
lateral head of triceps brachii

肘肌
anconeus

尺侧腕伸肌
extensor carpi ulnaris

肱三头肌 / 肌腱
triceps brachii/tendon

肱三头肌长头
long head of triceps brachii

肱三头肌内侧头（深头）
medial（deep）head of triceps brachii

尺侧腕屈肌
flexor carpi ulnaris

指深屈肌
flexor digitorum profundus

⑧

肱三头肌外侧头
lateral head of triceps brachii

肱三头肌腱
triceps brachii tendon

肱三头肌内侧头（深头）
medial（deep）head of triceps brachii

鹰嘴
olecranon

肘肌
anconeus

指深屈肌
flexor digitorum profundus

2.2.3 矢状切面（质子密度加权像）

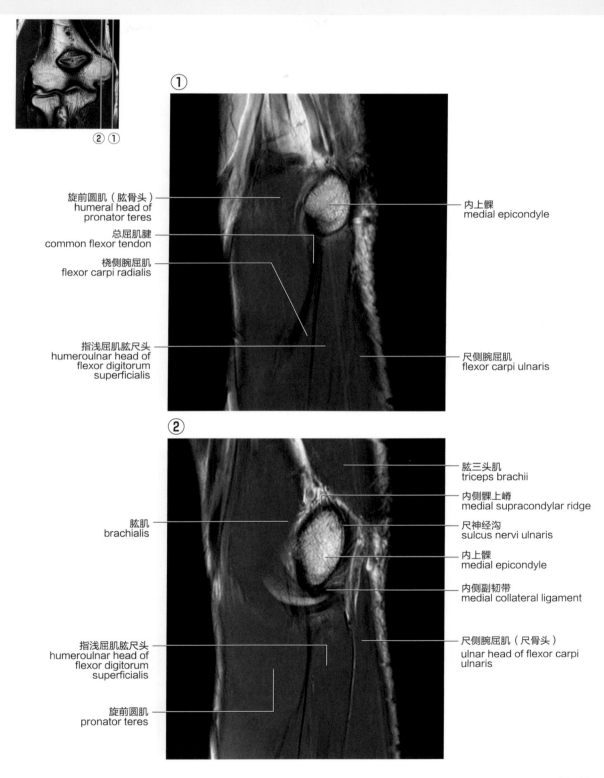

②①

旋前圆肌（肱骨头）
humeral head of
pronator teres

总屈肌腱
common flexor tendon

桡侧腕屈肌
flexor carpi radialis

指浅屈肌肱尺头
humeroulnar head of
flexor digitorum
superficialis

内上髁
medial epicondyle

尺侧腕屈肌
flexor carpi ulnaris

肱肌
brachialis

指浅屈肌肱尺头
humeroulnar head of
flexor digitorum
superficialis

旋前圆肌
pronator teres

肱三头肌
triceps brachii

内侧髁上嵴
medial supracondylar ridge

尺神经沟
sulcus nervi ulnaris

内上髁
medial epicondyle

内侧副韧带
medial collateral ligament

尺侧腕屈肌（尺骨头）
ulnar head of flexor carpi
ulnaris

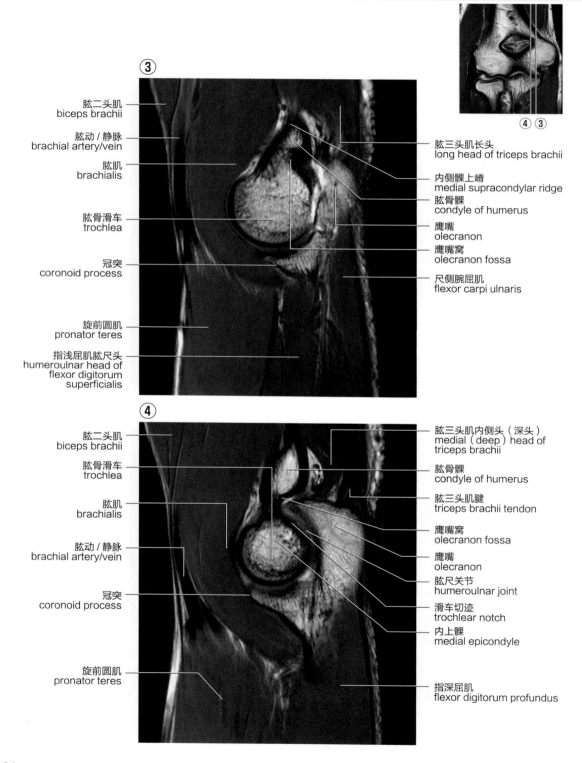

③
肱二头肌
biceps brachii

肱动 / 静脉
brachial artery/vein

肱肌
brachialis

肱骨滑车
trochlea

冠突
coronoid process

旋前圆肌
pronator teres

指浅屈肌肱尺头
humeroulnar head of
flexor digitorum
superficialis

肱三头肌长头
long head of triceps brachii

内侧髁上嵴
medial supracondylar ridge

肱骨髁
condyle of humerus

鹰嘴
olecranon

鹰嘴窝
olecranon fossa

尺侧腕屈肌
flexor carpi ulnaris

④ ③

④
肱二头肌
biceps brachii

肱骨滑车
trochlea

肱肌
brachialis

肱动 / 静脉
brachial artery/vein

冠突
coronoid process

旋前圆肌
pronator teres

肱三头肌内侧头（深头）
medial（deep）head of
triceps brachii

肱骨髁
condyle of humerus

肱三头肌腱
triceps brachii tendon

鹰嘴窝
olecranon fossa

鹰嘴
olecranon

肱尺关节
humeroulnar joint

滑车切迹
trochlear notch

内上髁
medial epicondyle

指深屈肌
flexor digitorum profundus

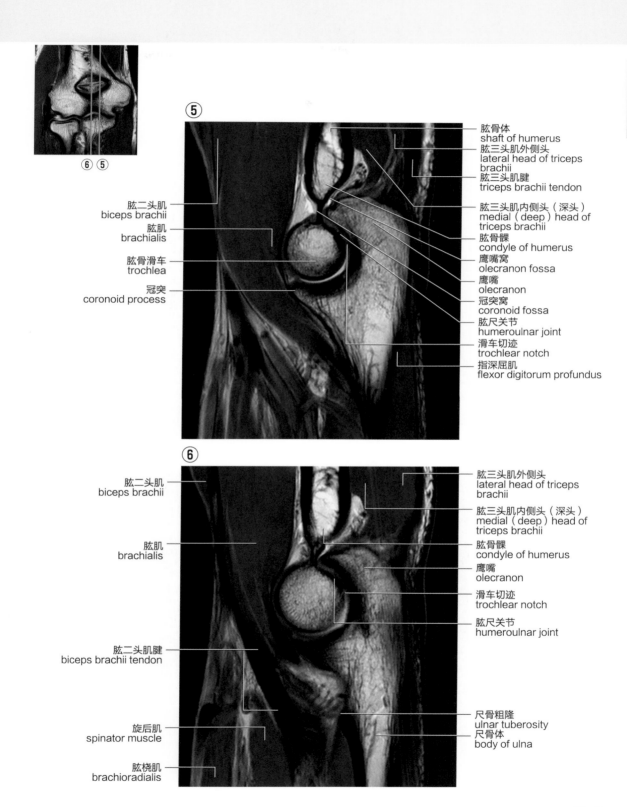

⑤

肱骨体
shaft of humerus
肱三头肌外侧头
lateral head of triceps
brachii
肱三头肌腱
triceps brachii tendon

肱二头肌
biceps brachii

肱肌
brachialis

肱骨滑车
trochlea

冠突
coronoid process

肱三头肌内侧头（深头）
medial（deep）head of
triceps brachii
肱骨髁
condyle of humerus
鹰嘴窝
olecranon fossa
鹰嘴
olecranon
冠突窝
coronoid fossa
肱尺关节
humeroulnar joint
滑车切迹
trochlear notch
指深屈肌
flexor digitorum profundus

⑥

肱二头肌
biceps brachii

肱肌
brachialis

肱二头肌腱
biceps brachii tendon

旋后肌
spinator muscle

肱桡肌
brachioradialis

肱三头肌外侧头
lateral head of triceps
brachii
肱三头肌内侧头（深头）
medial（deep）head of
triceps brachii
肱骨髁
condyle of humerus
鹰嘴
olecranon
滑车切迹
trochlear notch
肱尺关节
humeroulnar joint

尺骨粗隆
ulnar tuberosity
尺骨体
body of ulna

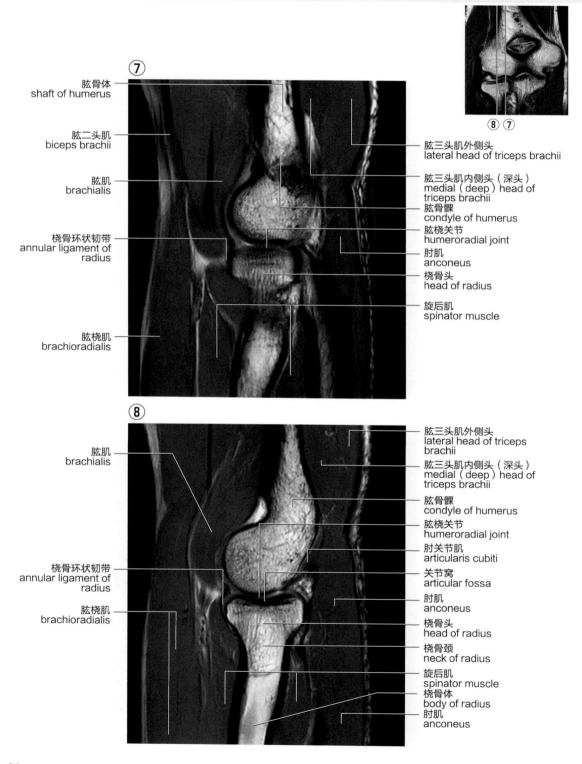

⑦

肱骨体
shaft of humerus

肱二头肌
biceps brachii

肱肌
brachialis

桡骨环状韧带
annular ligament of
radius

肱桡肌
brachioradialis

肱三头肌外侧头
lateral head of triceps brachii

肱三头肌内侧头（深头）
medial（deep）head of
triceps brachii

肱骨髁
condyle of humerus

肱桡关节
humeroradial joint

肘肌
anconeus

桡骨头
head of radius

旋后肌
spinator muscle

⑧ ⑦

⑧

肱肌
brachialis

桡骨环状韧带
annular ligament of
radius

肱桡肌
brachioradialis

肱三头肌外侧头
lateral head of triceps
brachii

肱三头肌内侧头（深头）
medial（deep）head of
triceps brachii

肱骨髁
condyle of humerus

肱桡关节
humeroradial joint

肘关节肌
articularis cubiti

关节窝
articular fossa

肘肌
anconeus

桡骨头
head of radius

桡骨颈
neck of radius

旋后肌
spinator muscle

桡骨体
body of radius

肘肌
anconeus

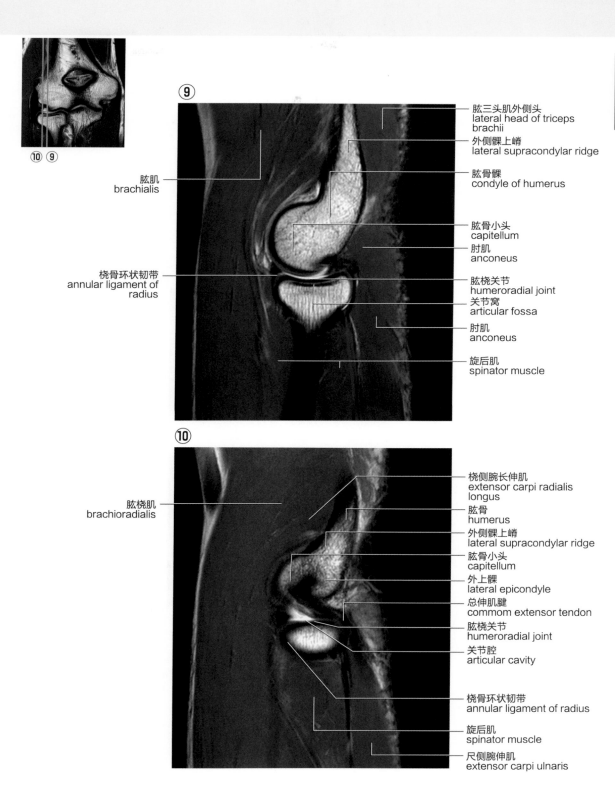

⑨

肱三头肌外侧头
lateral head of triceps brachii

外侧髁上嵴
lateral supracondylar ridge

肱骨髁
condyle of humerus

肱肌
brachialis

肱骨小头
capitellum

肘肌
anconeus

桡骨环状韧带
annular ligament of radius

肱桡关节
humeroradial joint

关节窝
articular fossa

肘肌
anconeus

旋后肌
spinator muscle

⑩

桡侧腕长伸肌
extensor carpi radialis longus

肱骨
humerus

外侧髁上嵴
lateral supracondylar ridge

肱骨小头
capitellum

外上髁
lateral epicondyle

总伸肌腱
commom extensor tendon

肱桡关节
humeroradial joint

关节腔
articular cavity

肱桡肌
brachioradialis

桡骨环状韧带
annular ligament of radius

旋后肌
spinator muscle

尺侧腕伸肌
extensor carpi ulnaris

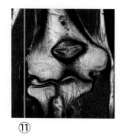

⑪

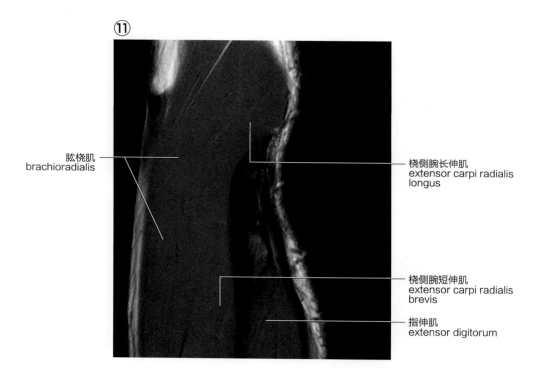

⑪

肱桡肌
brachioradialis

桡侧腕长伸肌
extensor carpi radialis
longus

桡侧腕短伸肌
extensor carpi radialis
brevis

指伸肌
extensor digitorum

2.3 腕关节

2.3.1 轴位切面（质子密度加权像）

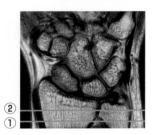

②
①

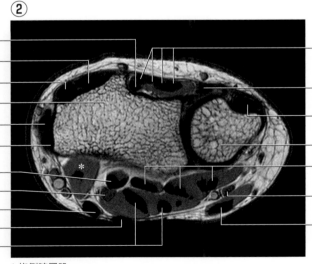

①

拇长伸肌腱
extensor pollicis longus tendon
桡侧腕短伸肌腱
extensor carpi radialis brevis tendon
桡侧腕长伸肌腱
extensor carpi radialis longus tendon
拇短伸肌腱
extensor pollicis brevis tendon
拇长展肌腱
abductor pollicis longus tendon
桡骨
radius
旋前方肌
pronator quadratus
拇长屈肌腱
flexor pollicis longus tendon
正中神经
median nerve
桡侧腕屈肌腱
flexor carpi radialis tendon
掌长肌腱
palmaris longus tendon
指浅屈肌腱
flexor digitorum
superficialis tendon

指伸肌腱
extensor digitorum
tendon
小指伸肌腱
extensor digiti minimi
tendon
尺侧腕伸肌腱
extensor carpi ulnaris
tendon
尺骨
ulna
指深屈肌腱
flexor digitorum
profundus tendon
尺神经
ulnar nerve
尺侧腕屈肌 / 肌腱
flexor carpi
ulnaris/tendon

* 桡侧腕屈肌

②

拇长伸肌腱
extensor pollicis longus tendon
桡侧腕短伸肌腱
extensor carpi radialis brevis tendon
桡侧腕长伸肌腱
extensor carpi radialis longus tendon
桡骨
radius
拇短伸肌腱
extensor pollicis brevis tendon
拇长展肌腱
abductor pollicis longus tendon
拇长屈肌腱
flexor pollicis longus tendon
正中神经
median nerve
桡侧腕屈肌腱
flexor carpi radialis tendon
掌长肌腱
palmaris longus tendon
指浅屈肌腱
flexor digitorum
superficialis tendon

指伸肌腱
extensor digitorum
tendon
小指伸肌腱
extensor digiti minimi
tendon
尺侧腕伸肌腱
extensor carpi ulnaris
tendon
尺骨
ulna
指深屈肌腱
flexor digitorum
profundus tendon
尺神经
ulnar nerve
尺侧腕屈肌 / 肌腱
flexor carpi
ulnaris/tendon

* 桡侧腕屈肌

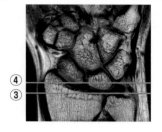

③

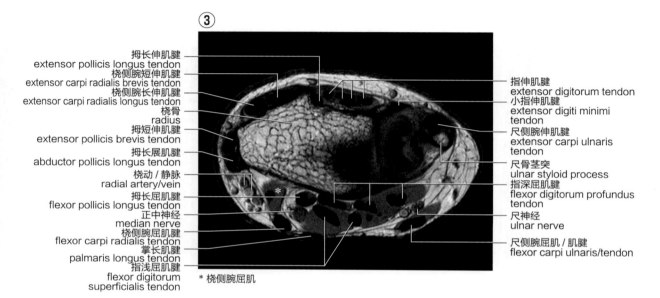

拇长伸肌腱
extensor pollicis longus tendon
桡侧腕短伸肌腱
extensor carpi radialis brevis tendon
桡侧腕长伸肌腱
extensor carpi radialis longus tendon
桡骨
radius
拇短伸肌腱
extensor pollicis brevis tendon
拇长展肌腱
abductor pollicis longus tendon
桡动 / 静脉
radial artery/vein
拇长屈肌腱
flexor pollicis longus tendon
正中神经
median nerve
桡侧腕屈肌腱
flexor carpi radialis tendon
掌长肌腱
palmaris longus tendon
指浅屈肌腱
flexor digitorum
superficialis tendon

指伸肌腱
extensor digitorum tendon
小指伸肌腱
extensor digiti minimi
tendon
尺侧腕伸肌腱
extensor carpi ulnaris
tendon
尺骨茎突
ulnar styloid process
指深屈肌腱
flexor digitorum profundus
tendon
尺神经
ulnar nerve
尺侧腕屈肌 / 肌腱
flexor carpi ulnaris/tendon

* 桡侧腕屈肌

④

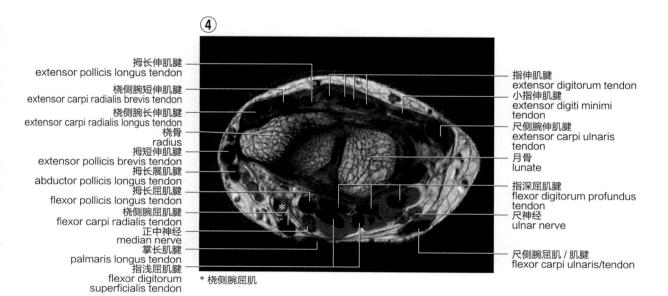

拇长伸肌腱
extensor pollicis longus tendon
桡侧腕短伸肌腱
extensor carpi radialis brevis tendon
桡侧腕长伸肌腱
extensor carpi radialis longus tendon
桡骨
radius
拇短伸肌腱
extensor pollicis brevis tendon
拇长展肌腱
abductor pollicis longus tendon
拇长屈肌腱
flexor pollicis longus tendon
桡侧腕屈肌腱
flexor carpi radialis tendon
正中神经
median nerve
掌长肌腱
palmaris longus tendon
指浅屈肌腱
flexor digitorum
superficialis tendon

指伸肌腱
extensor digitorum tendon
小指伸肌腱
extensor digiti minimi
tendon
尺侧腕伸肌腱
extensor carpi ulnaris
tendon
月骨
lunate
指深屈肌腱
flexor digitorum profundus
tendon
尺神经
ulnar nerve
尺侧腕屈肌 / 肌腱
flexor carpi ulnaris/tendon

* 桡侧腕屈肌

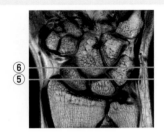

⑤

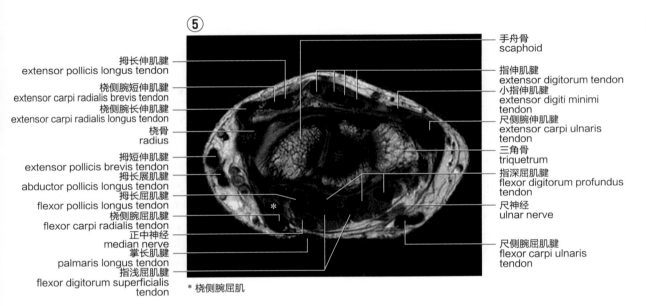

拇长伸肌腱
extensor pollicis longus tendon

桡侧腕短伸肌腱
extensor carpi radialis brevis tendon

桡侧腕长伸肌腱
extensor carpi radialis longus tendon

桡骨
radius

拇短伸肌腱
extensor pollicis brevis tendon

拇长展肌腱
abductor pollicis longus tendon

拇长屈肌腱
flexor pollicis longus tendon

桡侧腕屈肌腱
flexor carpi radialis tendon

正中神经
median nerve

掌长肌腱
palmaris longus tendon

指浅屈肌腱
flexor digitorum superficialis
tendon

手舟骨
scaphoid

指伸肌腱
extensor digitorum tendon

小指伸肌腱
extensor digiti minimi
tendon

尺侧腕伸肌腱
extensor carpi ulnaris
tendon

三角骨
triquetrum

指深屈肌腱
flexor digitorum profundus
tendon

尺神经
ulnar nerve

尺侧腕屈肌腱
flexor carpi ulnaris
tendon

* 桡侧腕屈肌

⑥

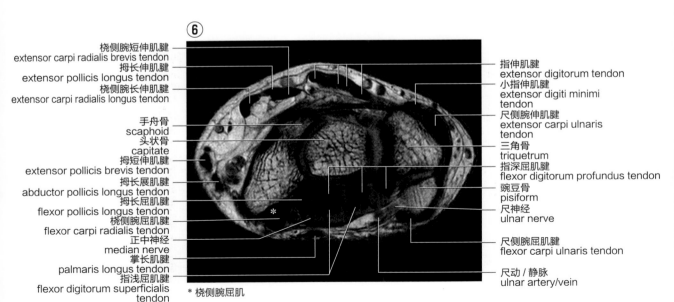

桡侧腕短伸肌腱
extensor carpi radialis brevis tendon

拇长伸肌腱
extensor pollicis longus tendon

桡侧腕长伸肌腱
extensor carpi radialis longus tendon

手舟骨
scaphoid

头状骨
capitate

拇短伸肌腱
extensor pollicis brevis tendon

拇长展肌腱
abductor pollicis longus tendon

拇长屈肌腱
flexor pollicis longus tendon

桡侧腕屈肌腱
flexor carpi radialis tendon

正中神经
median nerve

掌长肌腱
palmaris longus tendon

指浅屈肌腱
flexor digitorum superficialis
tendon

指伸肌腱
extensor digitorum tendon

小指伸肌腱
extensor digiti minimi
tendon

尺侧腕伸肌腱
extensor carpi ulnaris
tendon

三角骨
triquetrum

指深屈肌腱
flexor digitorum profundus tendon

豌豆骨
pisiform

尺神经
ulnar nerve

尺侧腕屈肌腱
flexor carpi ulnaris tendon

尺动 / 静脉
ulnar artery/vein

* 桡侧腕屈肌

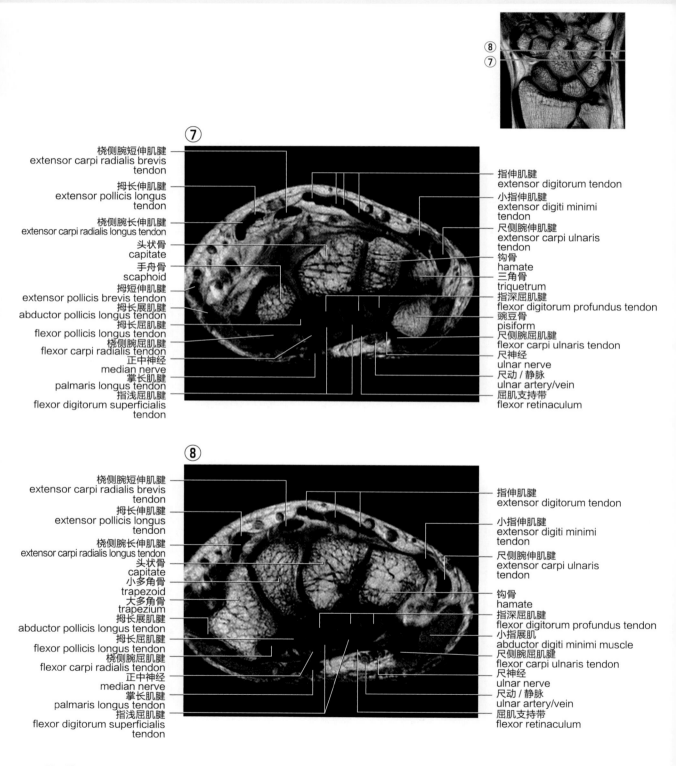

⑦

桡侧腕短伸肌腱
extensor carpi radialis brevis tendon

拇长伸肌腱
extensor pollicis longus tendon

桡侧腕长伸肌腱
extensor carpi radialis longus tendon

头状骨
capitate

手舟骨
scaphoid

拇短伸肌腱
extensor pollicis brevis tendon

拇长展肌腱
abductor pollicis longus tendon

拇长屈肌腱
flexor pollicis longus tendon

桡侧腕屈肌腱
flexor carpi radialis tendon

正中神经
median nerve

掌长肌腱
palmaris longus tendon

指浅屈肌腱
flexor digitorum superficialis tendon

指伸肌腱
extensor digitorum tendon

小指伸肌腱
extensor digiti minimi tendon

尺侧腕伸肌腱
extensor carpi ulnaris tendon

钩骨
hamate

三角骨
triquetrum

指深屈肌腱
flexor digitorum profundus tendon

豌豆骨
pisiform

尺侧腕屈肌腱
flexor carpi ulnaris tendon

尺神经
ulnar nerve

尺动 / 静脉
ulnar artery/vein

屈肌支持带
flexor retinaculum

⑧

桡侧腕短伸肌腱
extensor carpi radialis brevis tendon

拇长伸肌腱
extensor pollicis longus tendon

桡侧腕长伸肌腱
extensor carpi radialis longus tendon

头状骨
capitate

小多角骨
trapezoid

大多角骨
trapezium

拇长展肌腱
abductor pollicis longus tendon

拇长屈肌腱
flexor pollicis longus tendon

桡侧腕屈肌腱
flexor carpi radialis tendon

正中神经
median nerve

掌长肌腱
palmaris longus tendon

指浅屈肌腱
flexor digitorum superficialis tendon

指伸肌腱
extensor digitorum tendon

小指伸肌腱
extensor digiti minimi tendon

尺侧腕伸肌腱
extensor carpi ulnaris tendon

钩骨
hamate

指深屈肌腱
flexor digitorum profundus tendon

小指展肌
abductor digiti minimi muscle

尺侧腕屈肌腱
flexor carpi ulnaris tendon

尺神经
ulnar nerve

尺动 / 静脉
ulnar artery/vein

屈肌支持带
flexor retinaculum

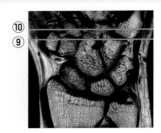

⑨

桡侧腕短伸肌腱
extensor carpi radialis brevis tendon

拇长伸肌腱
extensor pollicis longus
tendon

桡侧腕长伸肌腱
extensor carpi radialis longus
tendon

第 2 掌骨
second metacarpal

大多角骨
trapezium

第 1 掌骨
flrst metacarpal

拇长屈肌腱
flexor pollicis longus tendon

拇对掌肌
opponens pollicis

拇短展肌
abductor pollicis brevis

正中神经
median nerve

掌长肌腱
palmaris longus tendon

指浅屈肌腱
flexor digitorum superficialis tendon

指伸肌腱
extensor digitorum tendon

小指伸肌腱
extensor digiti minimi
tendon

尺侧腕伸肌腱
extensor carpi ulnaris
tendon

钩骨
hamate

指深屈肌腱
flexor digitorum profundus
tendon

小指展肌
abductor digiti minimi

尺神经
ulnar nerve

尺动 / 静脉
ulnar artery/vein

屈肌支持带
flexor retinaculum

⑩

桡侧腕短伸肌腱
extensor carpi radialis brevis tendon

桡侧腕长伸肌腱
extensor carpi radialis longus tendon

拇长伸肌腱
extensor pollicis longus tendon

第 2 掌骨
second metacarpal

第 1 掌骨
flrst metacarpal

拇长屈肌腱
flexor pollicis longus tendon

拇对掌肌
opponens pollicis

拇短展肌
abductor pollicis brevis

正中神经
median nerve

掌长肌腱
palmaris longus tendon

指浅屈肌腱
flexor digitorum superficialis
tendon

指伸肌腱
extensor digitorum tendon

第 4 掌骨
fourth metacarpal

小指伸肌腱
extensor digiti minimi
tendon

第 5 掌骨
fifth metacarpal

第 3 掌骨
third metacarpal

指深屈肌腱
flexor digitorum profundus
tendon

小指展肌
abductor digiti minimi

尺神经
ulnar nerve

尺动 / 静脉
ulnar artery/vein

屈肌支持带
flexor retinaculum

2.3.2 冠状切面（质子密度加权像）

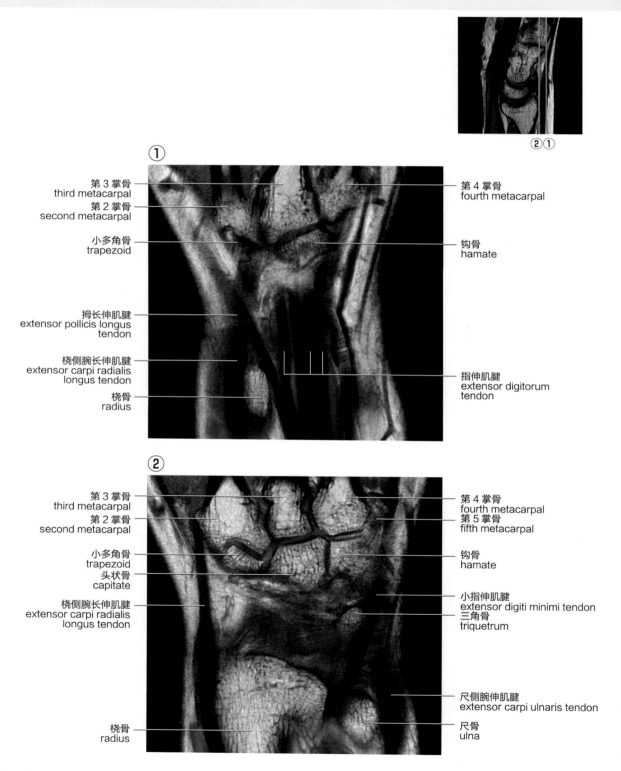

②①

①

第3掌骨
third metacarpal

第2掌骨
second metacarpal

小多角骨
trapezoid

拇长伸肌腱
extensor pollicis longus
tendon

桡侧腕长伸肌腱
extensor carpi radialis
longus tendon

桡骨
radius

第4掌骨
fourth metacarpal

钩骨
hamate

指伸肌腱
extensor digitorum
tendon

②

第3掌骨
third metacarpal

第2掌骨
second metacarpal

小多角骨
trapezoid

头状骨
capitate

桡侧腕长伸肌腱
extensor carpi radialis
longus tendon

桡骨
radius

第4掌骨
fourth metacarpal

第5掌骨
fifth metacarpal

钩骨
hamate

小指伸肌腱
extensor digiti minimi tendon

三角骨
triquetrum

尺侧腕伸肌腱
extensor carpi ulnaris tendon

尺骨
ulna

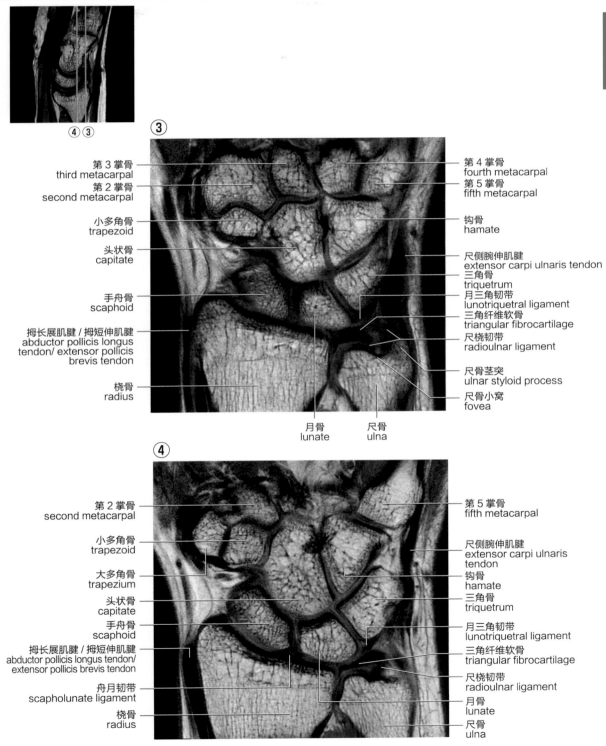

④③

③

第 3 掌骨
third metacarpal

第 2 掌骨
second metacarpal

小多角骨
trapezoid

头状骨
capitate

手舟骨
scaphoid

拇长展肌腱 / 拇短伸肌腱
abductor pollicis longus
tendon/ extensor pollicis
brevis tendon

桡骨
radius

第 4 掌骨
fourth metacarpal

第 5 掌骨
fifth metacarpal

钩骨
hamate

尺侧腕伸肌腱
extensor carpi ulnaris tendon

三角骨
triquetrum

月三角韧带
lunotriquetral ligament

三角纤维软骨
triangular fibrocartilage

尺桡韧带
radioulnar ligament

尺骨茎突
ulnar styloid process

尺骨小窝
fovea

月骨
lunate

尺骨
ulna

④

第 2 掌骨
second metacarpal

小多角骨
trapezoid

大多角骨
trapezium

头状骨
capitate

手舟骨
scaphoid

拇长展肌腱 / 拇短伸肌腱
abductor pollicis longus tendon/
extensor pollicis brevis tendon

舟月韧带
scapholunate ligament

桡骨
radius

第 5 掌骨
fifth metacarpal

尺侧腕伸肌腱
extensor carpi ulnaris
tendon

钩骨
hamate

三角骨
triquetrum

月三角韧带
lunotriquetral ligament

三角纤维软骨
triangular fibrocartilage

尺桡韧带
radioulnar ligament

月骨
lunate

尺骨
ulna

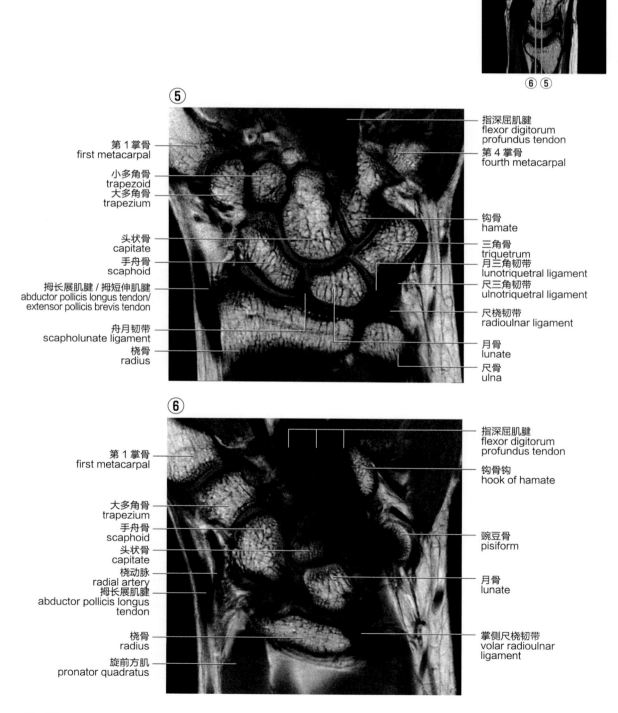

⑥ ⑤

⑤

指深屈肌腱
flexor digitorum
profundus tendon

第 1 掌骨
first metacarpal

第 4 掌骨
fourth metacarpal

小多角骨
trapezoid
大多角骨
trapezium

钩骨
hamate

头状骨
capitate

三角骨
triquetrum

手舟骨
scaphoid

月三角韧带
lunotriquetral ligament

拇长展肌腱 / 拇短伸肌腱
abductor pollicis longus tendon/
extensor pollicis brevis tendon

尺三角韧带
ulnotriquetral ligament

尺桡韧带
radioulnar ligament

舟月韧带
scapholunate ligament

桡骨
radius

月骨
lunate

尺骨
ulna

⑥

第 1 掌骨
first metacarpal

指深屈肌腱
flexor digitorum
profundus tendon

钩骨钩
hook of hamate

大多角骨
trapezium

手舟骨
scaphoid

头状骨
capitate

豌豆骨
pisiform

桡动脉
radial artery
拇长展肌腱
abductor pollicis longus
tendon

月骨
lunate

桡骨
radius

旋前方肌
pronator quadratus

掌侧尺桡韧带
volar radioulnar
ligament

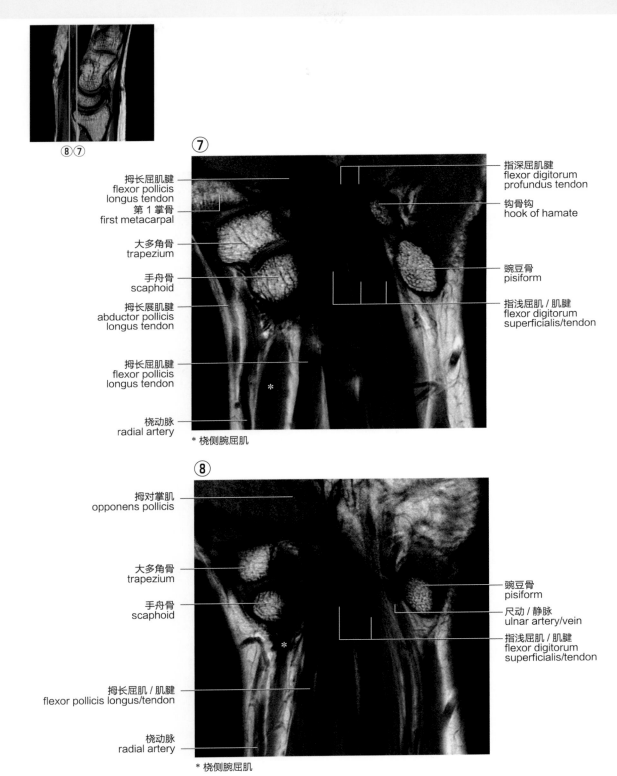

⑧⑦

⑦

拇长屈肌腱
flexor pollicis
longus tendon

第 1 掌骨
first metacarpal

大多角骨
trapezium

手舟骨
scaphoid

拇长展肌腱
abductor pollicis
longus tendon

拇长屈肌腱
flexor pollicis
longus tendon

桡动脉
radial artery

指深屈肌腱
flexor digitorum
profundus tendon

钩骨钩
hook of hamate

豌豆骨
pisiform

指浅屈肌 / 肌腱
flexor digitorum
superficialis/tendon

* 桡侧腕屈肌

⑧

拇对掌肌
opponens pollicis

大多角骨
trapezium

手舟骨
scaphoid

拇长屈肌 / 肌腱
flexor pollicis longus/tendon

桡动脉
radial artery

豌豆骨
pisiform

尺动 / 静脉
ulnar artery/vein

指浅屈肌 / 肌腱
flexor digitorum
superficialis/tendon

* 桡侧腕屈肌

47

2.3.3 矢状切面（质子密度加权像）

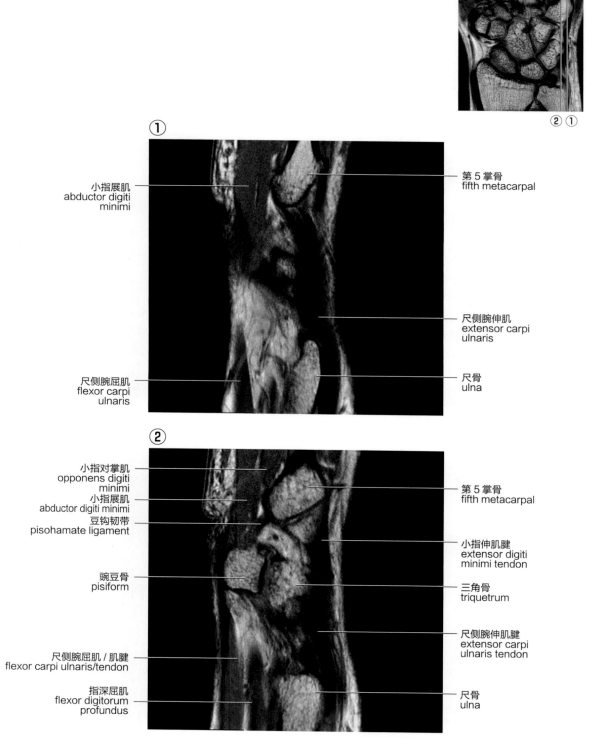

小指展肌
abductor digiti
minimi

第 5 掌骨
fifth metacarpal

尺侧腕伸肌
extensor carpi
ulnaris

尺骨
ulna

尺侧腕屈肌
flexor carpi
ulnaris

小指对掌肌
opponens digiti
minimi

小指展肌
abductor digiti minimi

豆钩韧带
pisohamate ligament

第 5 掌骨
fifth metacarpal

小指伸肌腱
extensor digiti
minimi tendon

豌豆骨
pisiform

三角骨
triquetrum

尺侧腕伸肌腱
extensor carpi
ulnaris tendon

尺侧腕屈肌 / 肌腱
flexor carpi ulnaris/tendon

指深屈肌
flexor digitorum
profundus

尺骨
ulna

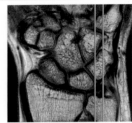

④ ③

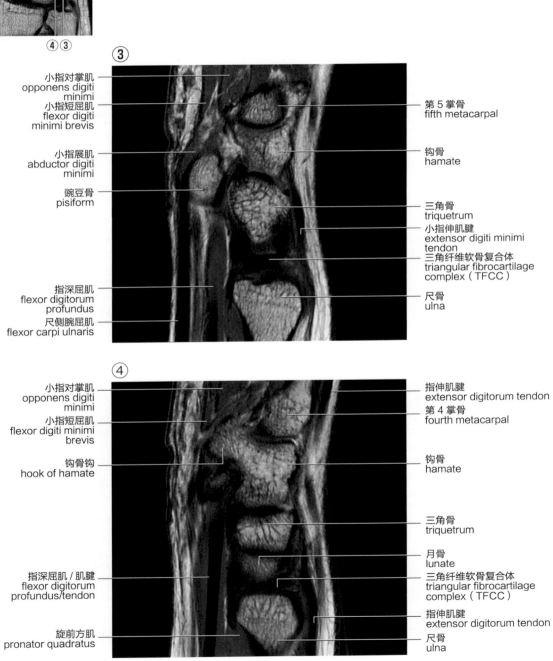

③

小指对掌肌
opponens digiti minimi

小指短屈肌
flexor digiti minimi brevis

小指展肌
abductor digiti minimi

豌豆骨
pisiform

指深屈肌
flexor digitorum profundus

尺侧腕屈肌
flexor carpi ulnaris

第 5 掌骨
fifth metacarpal

钩骨
hamate

三角骨
triquetrum

小指伸肌腱
extensor digiti minimi tendon

三角纤维软骨复合体
triangular fibrocartilage complex（TFCC）

尺骨
ulna

④

小指对掌肌
opponens digiti minimi

小指短屈肌
flexor digiti minimi brevis

钩骨钩
hook of hamate

指深屈肌 / 肌腱
flexor digitorum profundus/tendon

旋前方肌
pronator quadratus

指伸肌腱
extensor digitorum tendon

第 4 掌骨
fourth metacarpal

钩骨
hamate

三角骨
triquetrum

月骨
lunate

三角纤维软骨复合体
triangular fibrocartilage complex（TFCC）

指伸肌腱
extensor digitorum tendon

尺骨
ulna

第 **2** 章

MRI 断层解剖

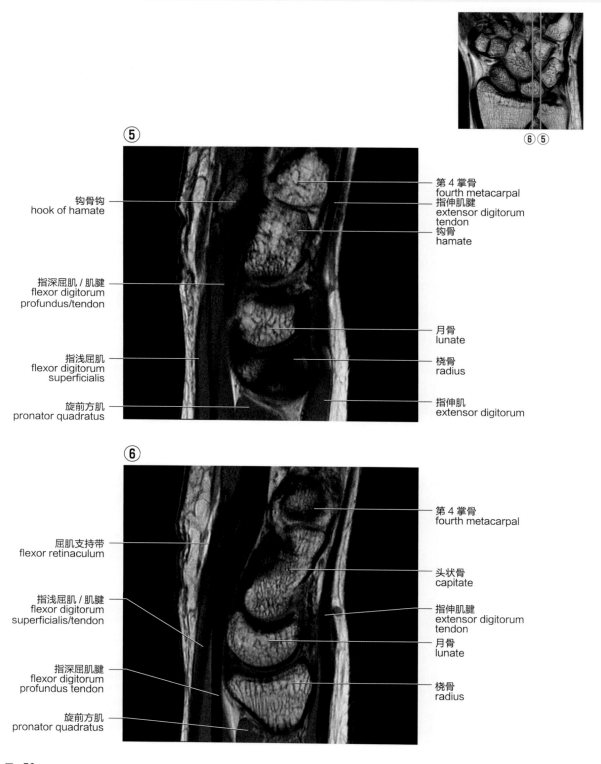

⑤

钩骨钩
hook of hamate

第 4 掌骨
fourth metacarpal
指伸肌腱
extensor digitorum
tendon
钩骨
hamate

指深屈肌 / 肌腱
flexor digitorum
profundus/tendon

指浅屈肌
flexor digitorum
superficialis

月骨
lunate

桡骨
radius

旋前方肌
pronator quadratus

指伸肌
extensor digitorum

⑥

屈肌支持带
flexor retinaculum

第 4 掌骨
fourth metacarpal

指浅屈肌 / 肌腱
flexor digitorum
superficialis/tendon

头状骨
capitate

指伸肌腱
extensor digitorum
tendon

指深屈肌腱
flexor digitorum
profundus tendon

月骨
lunate

旋前方肌
pronator quadratus

桡骨
radius

⑥⑤

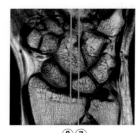

⑧⑦

⑦
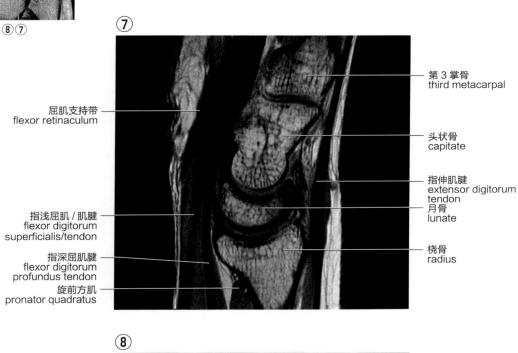

第 3 掌骨
third metacarpal

屈肌支持带
flexor retinaculum

头状骨
capitate

指伸肌腱
extensor digitorum
tendon
月骨
lunate

指浅屈肌 / 肌腱
flexor digitorum
superficialis/tendon

桡骨
radius

指深屈肌腱
flexor digitorum
profundus tendon

旋前方肌
pronator quadratus

⑧
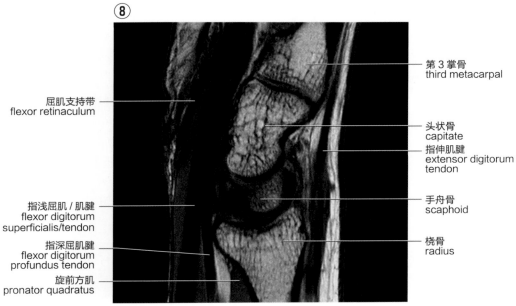

第 3 掌骨
third metacarpal

屈肌支持带
flexor retinaculum

头状骨
capitate

指伸肌腱
extensor digitorum
tendon

指浅屈肌 / 肌腱
flexor digitorum
superficialis/tendon

手舟骨
scaphoid

指深屈肌腱
flexor digitorum
profundus tendon

桡骨
radius

旋前方肌
pronator quadratus

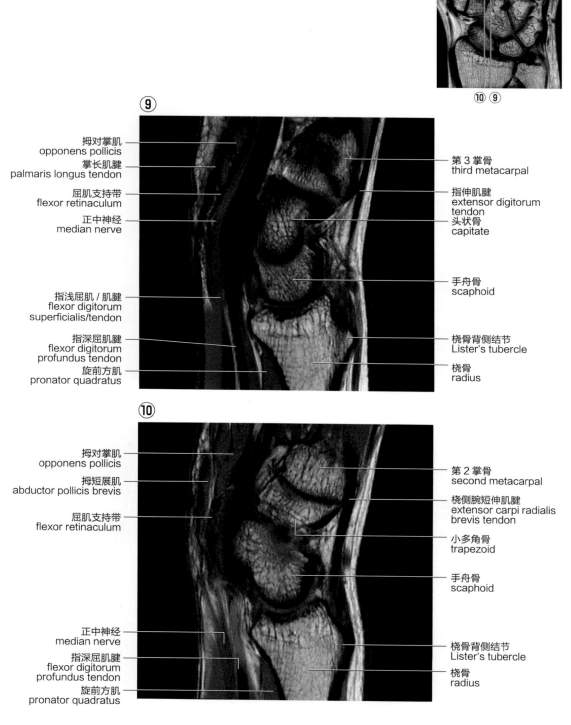

⑩ ⑨

⑨

拇对掌肌
opponens pollicis

掌长肌腱
palmaris longus tendon

屈肌支持带
flexor retinaculum

正中神经
median nerve

指浅屈肌 / 肌腱
flexor digitorum
superficialis/tendon

指深屈肌腱
flexor digitorum
profundus tendon

旋前方肌
pronator quadratus

第 3 掌骨
third metacarpal

指伸肌腱
extensor digitorum
tendon

头状骨
capitate

手舟骨
scaphoid

桡骨背侧结节
Lister's tubercle

桡骨
radius

⑩

拇对掌肌
opponens pollicis

拇短展肌
abductor pollicis brevis

屈肌支持带
flexor retinaculum

正中神经
median nerve

指深屈肌腱
flexor digitorum
profundus tendon

旋前方肌
pronator quadratus

第 2 掌骨
second metacarpal

桡侧腕短伸肌腱
extensor carpi radialis
brevis tendon

小多角骨
trapezoid

手舟骨
scaphoid

桡骨背侧结节
Lister's tubercle

桡骨
radius

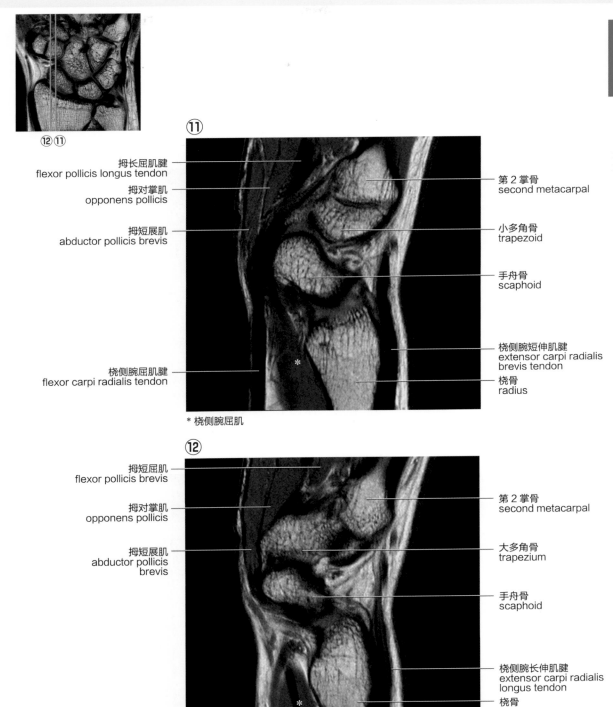

⑫⑪

⑪

拇长屈肌腱
flexor pollicis longus tendon

拇对掌肌
opponens pollicis

拇短展肌
abductor pollicis brevis

桡侧腕屈肌腱
flexor carpi radialis tendon

第 2 掌骨
second metacarpal

小多角骨
trapezoid

手舟骨
scaphoid

桡侧腕短伸肌腱
extensor carpi radialis
brevis tendon

桡骨
radius

* 桡侧腕屈肌

⑫

拇短屈肌
flexor pollicis brevis

拇对掌肌
opponens pollicis

拇短展肌
abductor pollicis
brevis

第 2 掌骨
second metacarpal

大多角骨
trapezium

手舟骨
scaphoid

桡侧腕长伸肌腱
extensor carpi radialis
longus tendon

桡骨
radius

* 桡侧腕屈肌

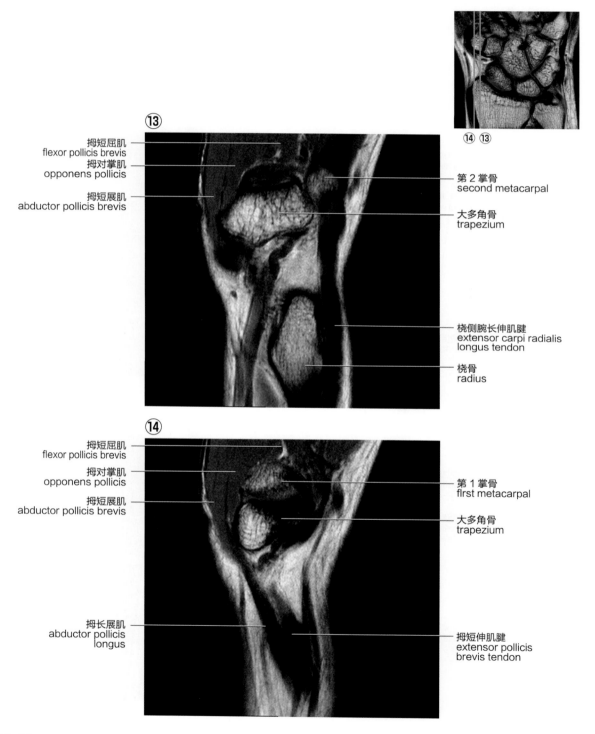

⑬

拇短屈肌
flexor pollicis brevis

拇对掌肌
opponens pollicis

拇短展肌
abductor pollicis brevis

⑭ ⑬

第 2 掌骨
second metacarpal

大多角骨
trapezium

桡侧腕长伸肌腱
extensor carpi radialis
longus tendon

桡骨
radius

⑭

拇短屈肌
flexor pollicis brevis

拇对掌肌
opponens pollicis

拇短展肌
abductor pollicis brevis

拇长展肌
abductor pollicis
longus

第 1 掌骨
flrst metacarpal

大多角骨
trapezium

拇短伸肌腱
extensor pollicis
brevis tendon

2.4 手

2.4.1 轴位切面（质子密度加权像）

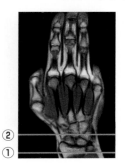

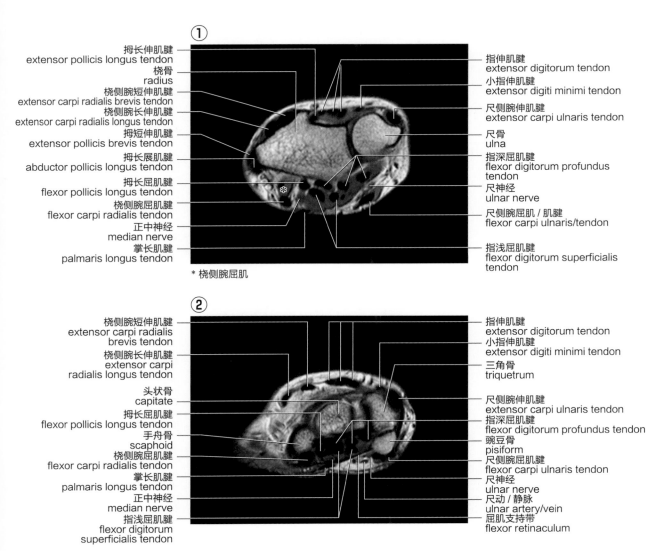

①

拇长伸肌腱
extensor pollicis longus tendon
桡骨
radius
桡侧腕短伸肌腱
extensor carpi radialis brevis tendon
桡侧腕长伸肌腱
extensor carpi radialis longus tendon
拇短伸肌腱
extensor pollicis brevis tendon
拇长展肌腱
abductor pollicis longus tendon
拇长屈肌腱
flexor pollicis longus tendon
桡侧腕屈肌腱
flexor carpi radialis tendon
正中神经
median nerve
掌长肌腱
palmaris longus tendon

指伸肌腱
extensor digitorum tendon
小指伸肌腱
extensor digiti minimi tendon
尺侧腕伸肌腱
extensor carpi ulnaris tendon
尺骨
ulna
指深屈肌腱
flexor digitorum profundus tendon
尺神经
ulnar nerve
尺侧腕屈肌 / 肌腱
flexor carpi ulnaris/tendon
指浅屈肌腱
flexor digitorum superficialis tendon

* 桡侧腕屈肌

②

桡侧腕短伸肌腱
extensor carpi radialis brevis tendon
桡侧腕长伸肌腱
extensor carpi radialis longus tendon
头状骨
capitate
拇长屈肌腱
flexor pollicis longus tendon
手舟骨
scaphoid
桡侧腕屈肌腱
flexor carpi radialis tendon
掌长肌腱
palmaris longus tendon
正中神经
median nerve
指浅屈肌腱
flexor digitorum superficialis tendon

指伸肌腱
extensor digitorum tendon
小指伸肌腱
extensor digiti minimi tendon
三角骨
triquetrum
尺侧腕伸肌腱
extensor carpi ulnaris tendon
指深屈肌腱
flexor digitorum profundus tendon
豌豆骨
pisiform
尺侧腕屈肌腱
flexor carpi ulnaris tendon
尺神经
ulnar nerve
尺动 / 静脉
ulnar artery/vein
屈肌支持带
flexor retinaculum

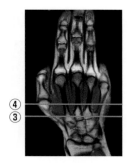

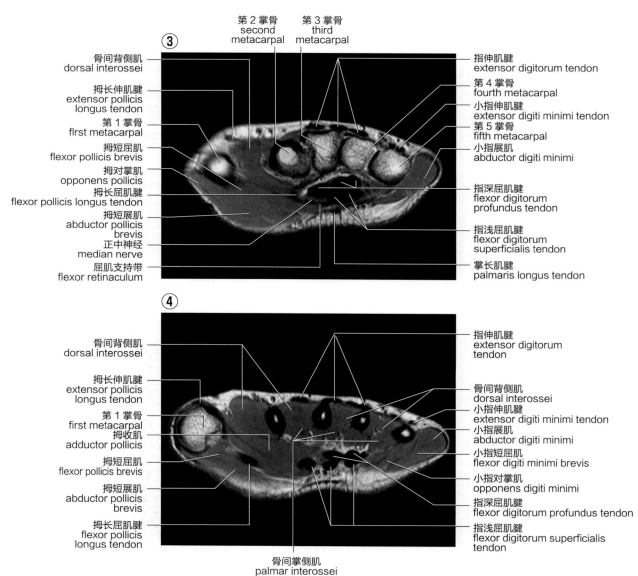

③

第2掌骨
second
metacarpal

第3掌骨
third
metacarpal

骨间背侧肌
dorsal interossei

拇长伸肌腱
extensor pollicis
longus tendon

第1掌骨
flrst metacarpal

拇短屈肌
flexor pollicis brevis

拇对掌肌
opponens pollicis

拇长屈肌腱
flexor pollicis longus tendon

拇短展肌
abductor pollicis
brevis

正中神经
median nerve

屈肌支持带
flexor retinaculum

指伸肌腱
extensor digitorum tendon

第4掌骨
fourth metacarpal

小指伸肌腱
extensor digiti minimi tendon

第5掌骨
fifth metacarpal

小指展肌
abductor digiti minimi

指深屈肌腱
flexor digitorum
profundus tendon

指浅屈肌腱
flexor digitorum
superficialis tendon

掌长肌腱
palmaris longus tendon

④

骨间背侧肌
dorsal interossei

拇长伸肌腱
extensor pollicis
longus tendon

第1掌骨
first metacarpal

拇收肌
adductor pollicis

拇短屈肌
flexor pollicis brevis

拇短展肌
abductor pollicis
brevis

拇长屈肌腱
flexor pollicis
longus tendon

指伸肌腱
extensor digitorum
tendon

骨间背侧肌
dorsal interossei

小指伸肌腱
extensor digiti minimi tendon

小指展肌
abductor digiti minimi

小指短屈肌
flexor digiti minimi brevis

小指对掌肌
opponens digiti minimi

指深屈肌腱
flexor digitorum profundus tendon

指浅屈肌腱
flexor digitorum superficialis
tendon

骨间掌侧肌
palmar interossei

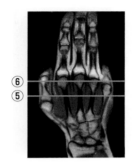

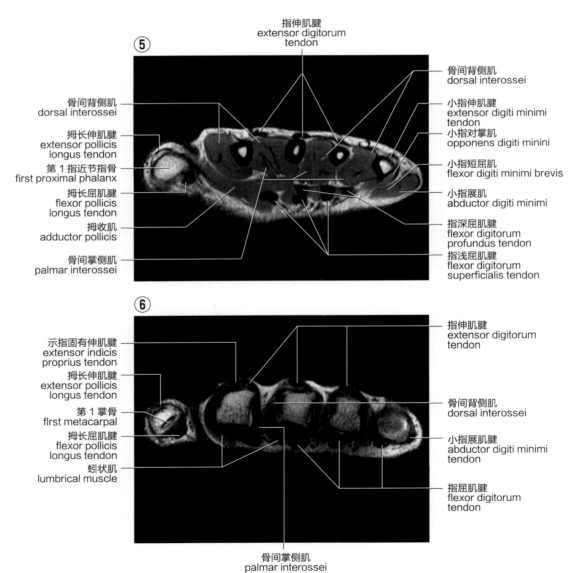

⑤

指伸肌腱
extensor digitorum
tendon

骨间背侧肌
dorsal interossei

骨间背侧肌
dorsal interossei

小指伸肌腱
extensor digiti minimi
tendon

拇长伸肌腱
extensor pollicis
longus tendon

小指对掌肌
opponens digiti minini

第1指近节指骨
first proximal phalanx

小指短屈肌
flexor digiti minimi brevis

拇长屈肌腱
flexor pollicis
longus tendon

小指展肌
abductor digiti minimi

拇收肌
adductor pollicis

指深屈肌腱
flexor digitorum
profundus tendon

骨间掌侧肌
palmar interossei

指浅屈肌腱
flexor digitorum
superficialis tendon

⑥

示指固有伸肌腱
extensor indicis
proprius tendon

指伸肌腱
extensor digitorum
tendon

拇长伸肌腱
extensor pollicis
longus tendon

第1掌骨
flrst metacarpal

骨间背侧肌
dorsal interossei

拇长屈肌腱
flexor pollicis
longus tendon

小指展肌腱
abductor digiti minimi
tendon

蚓状肌
lumbrical muscle

指屈肌腱
flexor digitorum
tendon

骨间掌侧肌
palmar interossei

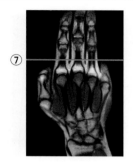

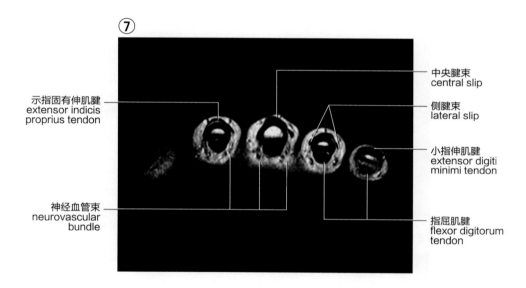

示指固有伸肌腱
extensor indicis
proprius tendon

中央腱束
central slip

侧腱束
lateral slip

小指伸肌腱
extensor digiti
minimi tendon

神经血管束
neurovascular
bundle

指屈肌腱
flexor digitorum
tendon

2.4.2　冠状切面（质子密度加权像）

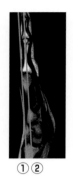

① ②

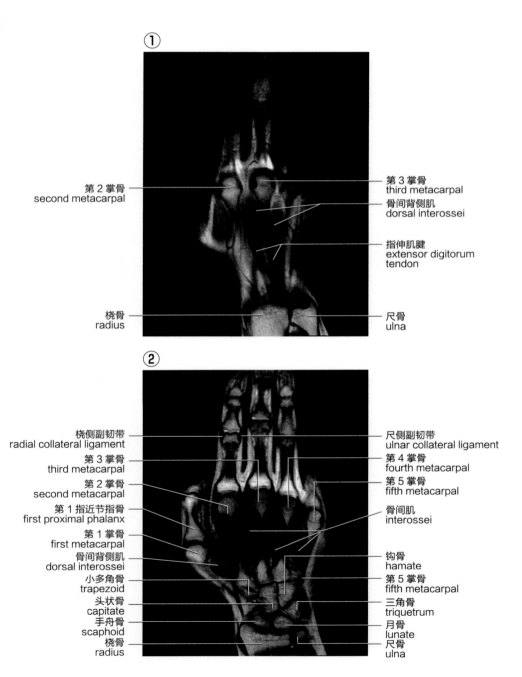

①

第 2 掌骨
second metacarpal

第 3 掌骨
third metacarpal

骨间背侧肌
dorsal interossei

指伸肌腱
extensor digitorum
tendon

桡骨
radius

尺骨
ulna

②

桡侧副韧带
radial collateral ligament

第 3 掌骨
third metacarpal

第 2 掌骨
second metacarpal

第 1 指近节指骨
first proximal phalanx

第 1 掌骨
first metacarpal

骨间背侧肌
dorsal interossei

小多角骨
trapezoid

头状骨
capitate

手舟骨
scaphoid

桡骨
radius

尺侧副韧带
ulnar collateral ligament

第 4 掌骨
fourth metacarpal

第 5 掌骨
fifth metacarpal

骨间肌
interossei

钩骨
hamate

第 5 掌骨
fifth metacarpal

三角骨
triquetrum

月骨
lunate

尺骨
ulna

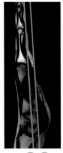

③④

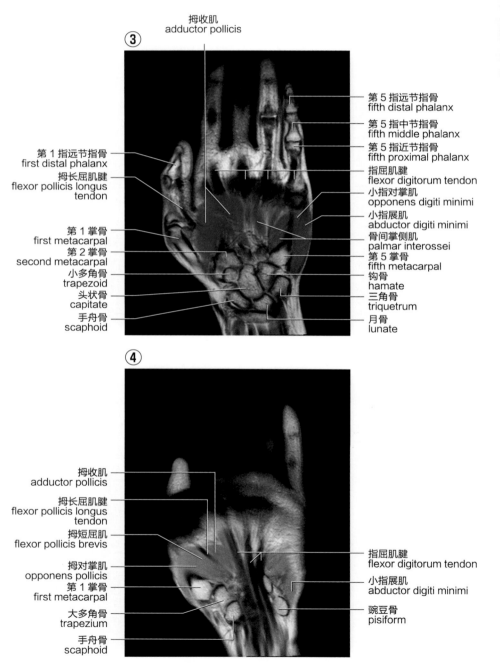

③

拇收肌
adductor pollicis

第 5 指远节指骨
fifth distal phalanx

第 5 指中节指骨
fifth middle phalanx

第 5 指近节指骨
fifth proximal phalanx

第 1 指远节指骨
first distal phalanx

拇长屈肌腱
flexor pollicis longus tendon

指屈肌腱
flexor digitorum tendon

小指对掌肌
opponens digiti minimi

小指展肌
abductor digiti minimi

第 1 掌骨
first metacarpal

第 2 掌骨
second metacarpal

小多角骨
trapezoid

头状骨
capitate

手舟骨
scaphoid

骨间掌侧肌
palmar interossei

第 5 掌骨
fifth metacarpal

钩骨
hamate

三角骨
triquetrum

月骨
lunate

④

拇收肌
adductor pollicis

拇长屈肌腱
flexor pollicis longus tendon

拇短屈肌
flexor pollicis brevis

拇对掌肌
opponens pollicis

第 1 掌骨
first metacarpal

大多角骨
trapezium

手舟骨
scaphoid

指屈肌腱
flexor digitorum tendon

小指展肌
abductor digiti minimi

豌豆骨
pisiform

2.4.3 矢状切面（质子密度加权像）

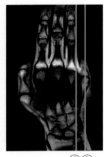

②①

①

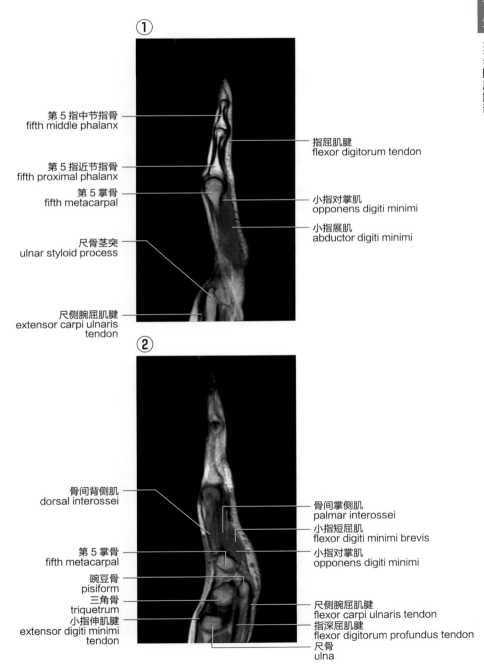

第 5 指中节指骨
fifth middle phalanx

指屈肌腱
flexor digitorum tendon

第 5 指近节指骨
fifth proximal phalanx

第 5 掌骨
fifth metacarpal

小指对掌肌
opponens digiti minimi

小指展肌
abductor digiti minimi

尺骨茎突
ulnar styloid process

尺侧腕屈肌腱
extensor carpi ulnaris
tendon

②

骨间背侧肌
dorsal interossei

骨间掌侧肌
palmar interossei

小指短屈肌
flexor digiti minimi brevis

小指对掌肌
opponens digiti minimi

第 5 掌骨
fifth metacarpal

豌豆骨
pisiform

三角骨
triquetrum

小指伸肌腱
extensor digiti minimi
tendon

尺侧腕屈肌腱
flexor carpi ulnaris tendon

指深屈肌腱
flexor digitorum profundus tendon

尺骨
ulna

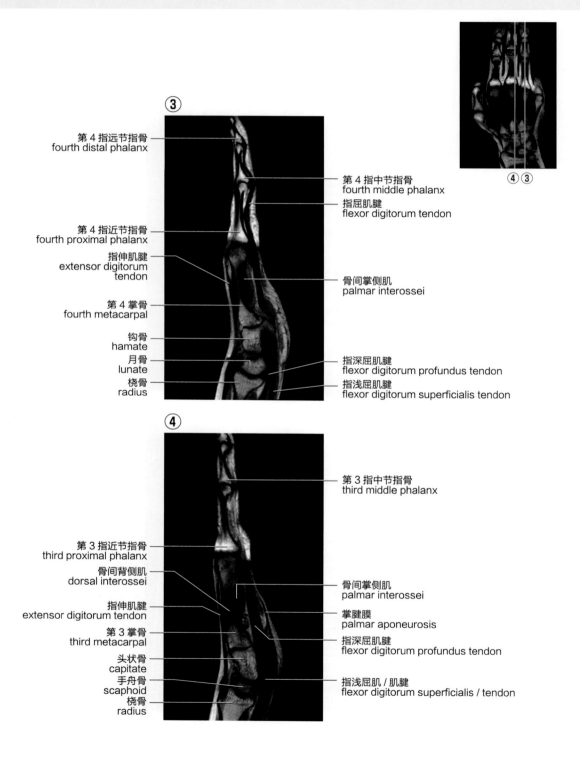

③

第 4 指远节指骨
fourth distal phalanx

第 4 指中节指骨
fourth middle phalanx

指屈肌腱
flexor digitorum tendon

第 4 指近节指骨
fourth proximal phalanx

指伸肌腱
extensor digitorum
tendon

第 4 掌骨
fourth metacarpal

骨间掌侧肌
palmar interossei

钩骨
hamate

月骨
lunate

桡骨
radius

指深屈肌腱
flexor digitorum profundus tendon

指浅屈肌腱
flexor digitorum superficialis tendon

④③

④

第 3 指中节指骨
third middle phalanx

第 3 指近节指骨
third proximal phalanx

骨间背侧肌
dorsal interossei

指伸肌腱
extensor digitorum tendon

第 3 掌骨
third metacarpal

头状骨
capitate

手舟骨
scaphoid

桡骨
radius

骨间掌侧肌
palmar interossei

掌腱膜
palmar aponeurosis

指深屈肌腱
flexor digitorum profundus tendon

指浅屈肌 / 肌腱
flexor digitorum superficialis / tendon

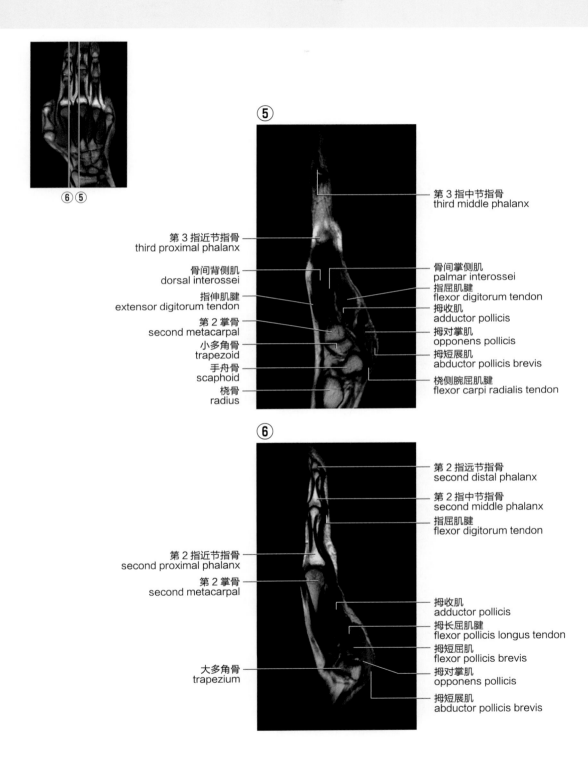

⑤

第 3 指中节指骨
third middle phalanx

第 3 指近节指骨
third proximal phalanx

骨间背侧肌
dorsal interossei

指伸肌腱
extensor digitorum tendon

第 2 掌骨
second metacarpal

小多角骨
trapezoid

手舟骨
scaphoid

桡骨
radius

骨间掌侧肌
palmar interossei

指屈肌腱
flexor digitorum tendon

拇收肌
adductor pollicis

拇对掌肌
opponens pollicis

拇短展肌
abductor pollicis brevis

桡侧腕屈肌腱
flexor carpi radialis tendon

⑥

第 2 指远节指骨
second distal phalanx

第 2 指中节指骨
second middle phalanx

指屈肌腱
flexor digitorum tendon

第 2 指近节指骨
second proximal phalanx

第 2 掌骨
second metacarpal

拇收肌
adductor pollicis

拇长屈肌腱
flexor pollicis longus tendon

拇短屈肌
flexor pollicis brevis

拇对掌肌
opponens pollicis

大多角骨
trapezium

拇短展肌
abductor pollicis brevis

⑥ ⑤

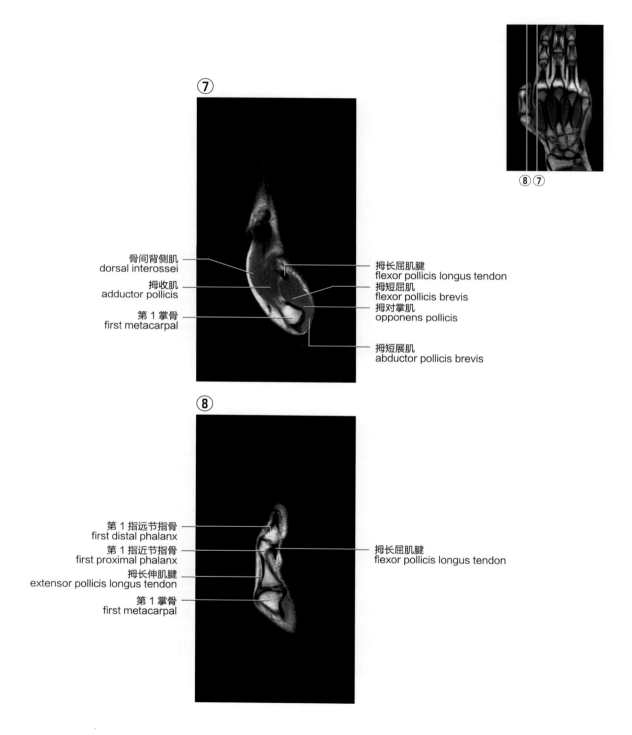

⑦

骨间背侧肌
dorsal interossei

拇收肌
adductor pollicis

第 1 掌骨
first metacarpal

拇长屈肌腱
flexor pollicis longus tendon

拇短屈肌
flexor pollicis brevis

拇对掌肌
opponens pollicis

拇短展肌
abductor pollicis brevis

⑧⑦

⑧

第 1 指远节指骨
first distal phalanx

第 1 指近节指骨
first proximal phalanx

拇长伸肌腱
extensor pollicis longus tendon

第 1 掌骨
first metacarpal

拇长屈肌腱
flexor pollicis longus tendon

2.5 手指

2.5.1 轴位切面（质子密度加权像）

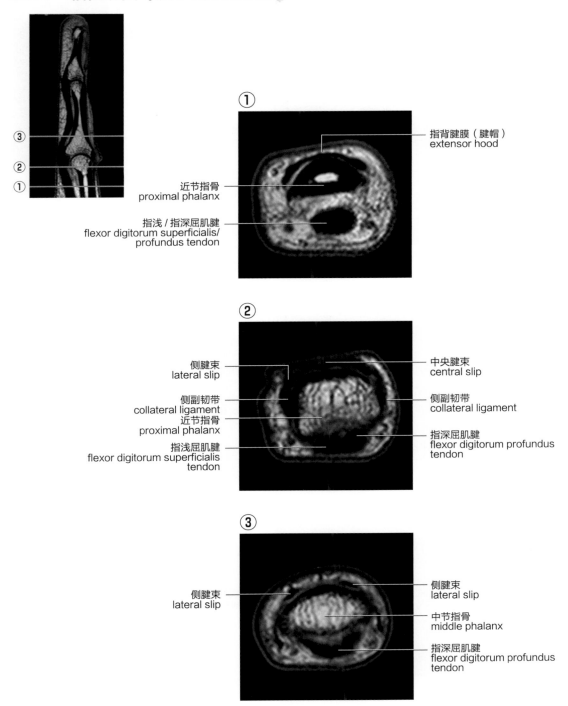

③
②
①

①

指背腱膜（腱帽）
extensor hood

近节指骨
proximal phalanx

指浅 / 指深屈肌腱
flexor digitorum superficialis/
profundus tendon

②

侧腱束
lateral slip

侧副韧带
collateral ligament

近节指骨
proximal phalanx

指浅屈肌腱
flexor digitorum superficialis
tendon

中央腱束
central slip

侧副韧带
collateral ligament

指深屈肌腱
flexor digitorum profundus
tendon

③

侧腱束
lateral slip

侧腱束
lateral slip

中节指骨
middle phalanx

指深屈肌腱
flexor digitorum profundus
tendon

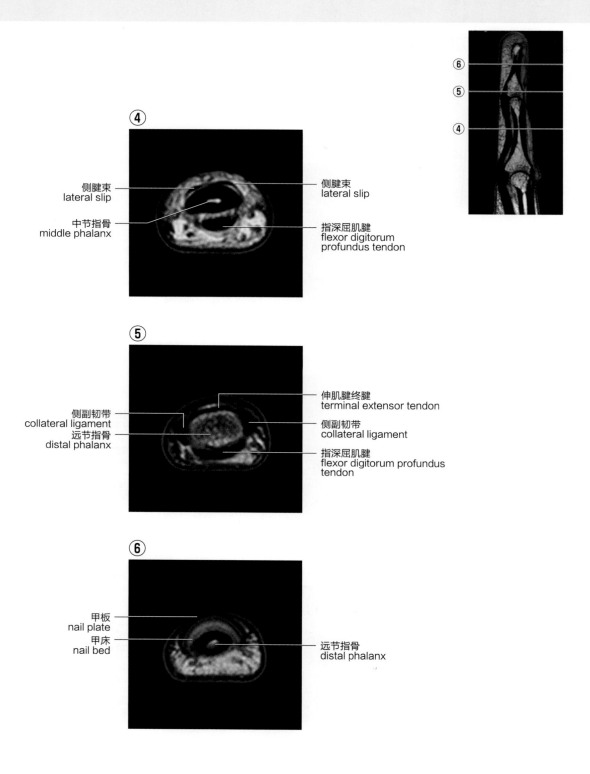

④

侧腱束
lateral slip

中节指骨
middle phalanx

侧腱束
lateral slip

指深屈肌腱
flexor digitorum
profundus tendon

⑤

伸肌腱终腱
terminal extensor tendon

侧副韧带
collateral ligament

远节指骨
distal phalanx

侧副韧带
collateral ligament

指深屈肌腱
flexor digitorum profundus
tendon

⑥

甲板
nail plate

甲床
nail bed

远节指骨
distal phalanx

2.5.2 冠状切面（质子密度加权像）

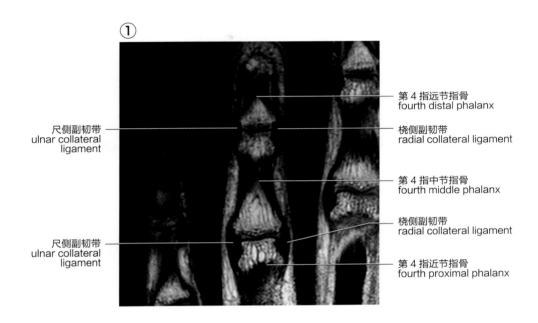

①

尺侧副韧带
ulnar collateral
ligament

第 4 指远节指骨
fourth distal phalanx

桡侧副韧带
radial collateral ligament

第 4 指中节指骨
fourth middle phalanx

桡侧副韧带
radial collateral ligament

尺侧副韧带
ulnar collateral
ligament

第 4 指近节指骨
fourth proximal phalanx

2.5.3 矢状切面（质子密度加权像）

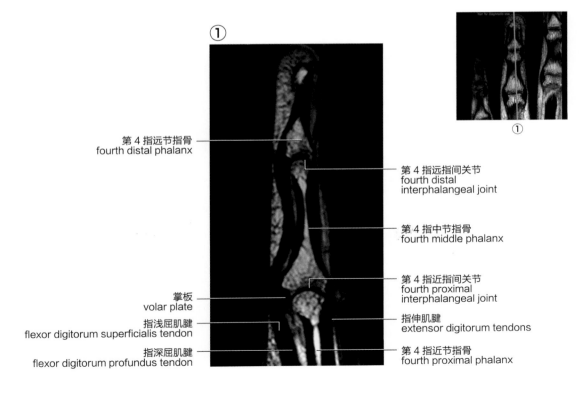

①

①

第 4 指远节指骨
fourth distal phalanx

第 4 指远指间关节
fourth distal
interphalangeal joint

第 4 指中节指骨
fourth middle phalanx

第 4 指近指间关节
fourth proximal
interphalangeal joint

掌板
volar plate

指浅屈肌腱
flexor digitorum superficialis tendon

指伸肌腱
extensor digitorum tendons

指深屈肌腱
flexor digitorum profundus tendon

第 4 指近节指骨
fourth proximal phalanx

参考文献

（1）　Andrews CL: Section III, Wrist. In: Sanders RK（ed）：Diagnostic and surgical imaging anatomy: musculoskeletal. Salt Lake City: Amirsys, 2006.

（2）　Grossman JW: Section IV, Hand. In: Sanders RK（ed）：Diagnostic and surgical imaging anatomy: musculoskeletal. Salt Lake City: Amirsys, 2006.

（3）　坂井建雄 , 松村讓兒 · 監訳 : プロメテウス解剖学アトラス 解剖学総論 / 運動器系 , 第 2 版 . 医学書院 , 2011.

（4）　日本手外科学会 · 編 : 手外科用語集 , 改訂第 4 版 . ナップ , 2012.

（5）　Anderson MW, Fox MG: Sectional anatomy by MRI and CT, 4th ed. Philadelphia: Elsevier, 2017: 1-218.

第 3 章

上肢 MRI 的扫描方法

本书提及了普通 X 线成像、计算机断层成像（CT）、MRI 和超声检查的图像。而本章主要针对 MRI 的扫描方法进行讲解。

MRI 扫描的关键是要得到受检者的配合。在扫描一个序列期间，如果受检者身体移动，就会导致多个画面的画质显著劣化，从而使之前数分钟的扫描都白白浪费。整个检查过程需要 15 ~ 20 分钟，在此期间，如果受检者身体移动，可能会导致进行序列比对时产生偏差。检查者应认真向受检者说明，如果其在检查过程中移动身体就无法获得结果，以寻求受检者的理解。在上肢的 MRI 检查过程中，特别是扫描腕关节或者手时，有时候需要受检者俯卧并把手举到头上进行扫描。这个姿势一定是不舒服的，因此，在一开始进行摆位时，就要不断询问受检者检查期间能否保持住这个姿势。使用像显微线圈那样的圆形小线圈时，即使一点点的移动也会使画质明显下降，所以受检期间保持线圈一动不动是非常重要的。

成像的影响因素有很多，例如 MRI 设备的差异、每家医院检查室的设施情况、委托人的要求等，很难一概而论。本章记载了每种疾病的成像示例，但还请参考其他各章的描述。

橘川 薰

3.1 表面线圈的选择

表面线圈，应配合扫描范围（成像区域）来选择大小。以整个上臂、整个前臂作为扫描范围时应使用大线圈，想以高空间分辨率扫描肘关节、腕关节或者手指时应使用小线圈。如果超出表面线圈的灵敏度区域，空间分辨率就会明显降低，因此，如果使用特别小的线圈，定位扫描时须谨慎确认目标结构在线圈的灵敏度区域之内。要避免在检查开始后再去移动表面线圈，但若扫描偏离关注区域，也会带来不利的影响（检查变得毫无意义）。理解这一点并在检查过程中修正线圈的位置，也是保证检查质量的正确做法。

3.2 选择扫描序列的基本思路

正常的韧带、肌腱在 MRI 中多呈低信号，而损伤或者变性会使信号升高。质子密度加权像或者梯度回波的 T_2^* 加权像（以下称为 T_2^* 加权像）对鉴别病变特别有用。这两种序列必须考虑魔角效应（magic angle effect）的影响，扫描 T_2 加权像可以判断是否存在真的病变。对于腱断裂等有可能呈非直线走行的腱的评估，可进行三维各向同质扫描，然后在工作站上进行重建，就会看得很清楚。如要检查软组织有无水肿或者骨髓信号有无异常，可扫描短反转时间反转恢复序列（short TI inversion recovery，STIR）像、脂肪抑制 T_2 加权像。如要在 STIR 像、脂肪抑制 T_2 加权像的基础上细查骨髓病变或者骨折线，可同时扫描 T_1 加权像，因为 T_1 加权像伪影少、容易掌握解剖学结构，显示会更清楚。T_2 加权像对于评估积液效果优异，如要细查关节内、腱鞘、滑囊炎等的积液，可以增加扫描 T_2 加权像。如要评估关节软骨，可扫描质子密度加权像、脂肪抑制质子密度加权像、T_2 加权像、梯度回波序列（图 3.1）等，这些扫描方法可使关节液与关节软骨、软骨下骨形成对比。T_2^* 加权像对于扫描关节内游离体或者检查含铁血黄素沉积很有用（图 3.2）。对于关节疾病，脂肪抑制质子密度加权像可以用于评估韧带、肌腱、关节软骨，也可以用 STIR 像或者脂肪抑制 T_2 加权像代替，因此，也可以用脂肪抑制质子密度加权像进行多轴扫描。

如要评估软组织肿瘤，为便于分辨，可在触及肿瘤的位置或者主诉部位放置标记物。如果范围较广，只需以 2 个标记物标示出肿瘤的头端和尾端即可。最好扫描容易掌握解剖学结构的轴位像（短轴位像）的 T_1 加权像、T_2 加权像、STIR 像、弥散加权像（专栏 3.1）。

含钆（Gd）造影剂可用于评估软组织肿瘤或者滑膜病变，特别是在鉴别囊性病变与实性病变，以及诊断脓肿、炎性关节炎时非常有用。如要评估肿瘤或者滑膜炎，还可以进行动态 MRI 扫描。

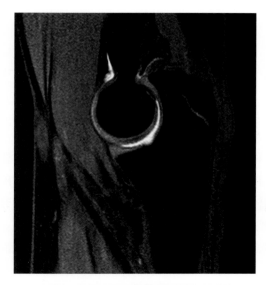

图3.1 **软骨成像法**。选择梯度回波法（选择性水激励梯度回波，快速场回波序列 TR/TE= 21.5/10.7，FA 45°，层厚 2 mm，Flex S 线圈 FOV 100 mm），骨与关节软骨、关节液的对比明显

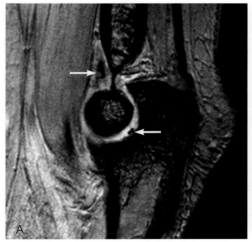
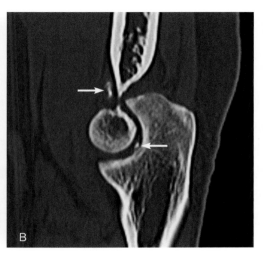

图3.2 **关节内游离体**。A. MRI T_2*加权像（TR/TE = 640/13.8，FA 30°）中，冠突窝和肱尺关节内可见结节状低信号区，很容易分辨（➡）。B. CT、多平面重建（mutiplanar reconstruction，MPR）矢状位像中，关节内游离体（➡）与 MRI 中看到的低信号区一致

专栏 3.1 MRI 扫描序列的选择

- 韧带、腱：质子密度加权像，T_2* 加权像，三维各向同性序列。
- 软组织水肿：STIR 像，脂肪抑制 T_2 加权像。
- 骨髓病变、骨折：STIR 像，脂肪抑制 T_2 加权像、T_1 加权像。
- 积液：T_2 加权像（有 / 无脂肪抑制），STIR 像。
- 肿瘤：T_1 加权像，T_2 加权像，STIR 像，脂肪抑制 T_2 加权像，弥散加权像。
- 关节软骨：质子密度加权像（有 / 无脂肪抑制），梯度回波法（选择性水激励梯度回波等）。
- 关节内游离体、含铁血黄素沉积：T_2* 加权像。

3.3 各部位的扫描方法

3.3.1 上臂、前臂

MRI 检查上臂、前臂，很多时候是为了评估肿瘤、肌肉、神经的异常。将受检者的手臂放在其身体旁边进行扫描。如果采用全身线圈同时扫描两侧，躯干就会位于中间，关键的手臂的成像会变小，空间分辨率降低，因此，通常仅扫描患侧。而该体位会使手臂偏离机架中心，导致难以保证磁场的均一性，信噪比降低，因此，受检者须倾斜身体以尽量使手臂靠近机架的中央（图3.3）。手臂的高度也要注意避免过低。表面线圈可选用柔性线圈，或者扫描躯干用的多通道线圈（图3.4）。值得注意的是，扫描上臂时，需要受检者放轻呼吸、加强上臂固定等，使呼吸等活动的影响最小化。

3.3.2 肘关节

受检者呈仰卧位放下手臂的状态，使肘关节处于伸展位。再调整身体的位置，使肘关节尽量靠近机架中央（图3.3）。使前臂处于旋后位（手掌向上），进而使桡骨和尺骨相对肱骨远端的旋转变小，以提高对侧副韧带的显示能力（图3.5）。使用表面线圈，扫描野（field of view，FOV）设置为 100 ~ 140 mm。扫描范围为肱骨远端干骺端（含尺骨鹰嘴）至桡骨结节，以高分辨率扫描局部时需要设置更窄的 FOV。关于扫描切面的选择：冠状切面是平行于肱骨远端的轴位切面成像上连接内上髁与外上髁的直线的切面，是最容易看到侧副韧带的切面；矢状切面则与冠状切面垂直（图3.6）。

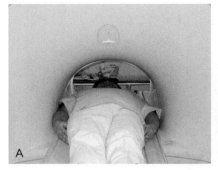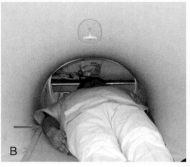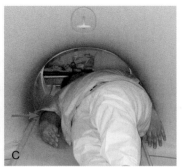

图3.3 上肢的摆位。 A. 仰卧时上肢位于机架的边缘。B. 为使扫描部位（此时为右上肢）尽量位于机架中央，整个身体向左侧靠拢。C. 身体倾斜，右上肢就会更接近机架的中央

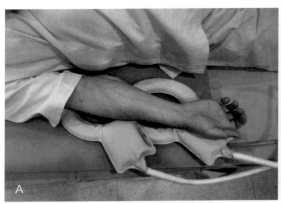
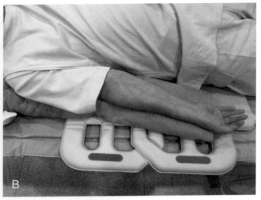
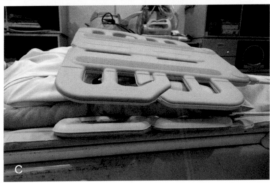

图3.4 **上臂、前臂的扫描：表面线圈**。A. 扫描前臂时应将圆形的表面线圈竖向排列。B、C. 将16通道相控阵线圈放置在前臂下方（B）和上方（C），可以获得比较均一的高分辨率图像

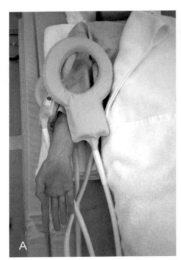
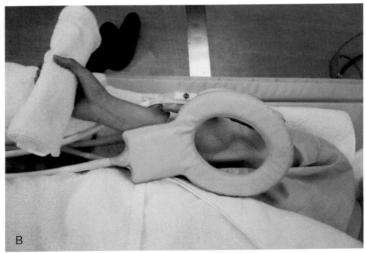

图3.5 **肘关节的摆位**。A. 受检者仰卧位，手掌朝上，肘关节就会处于旋后位。图A为放置了表面线圈的情形。B. 让受检者手持毛巾，容易使其前臂保持旋后位

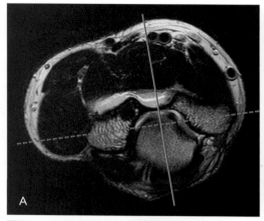
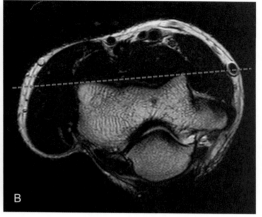
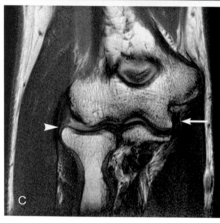

图3.6 肘关节冠状切面、矢状切面图像。 A、B. MRI T₂ 加权轴位切面图像。在肱骨远端冠状窝水平（A），引一条将内上髁与外上髁连接的线，或者在肱骨滑车水平（B），引一条经过滑车和小头前缘的线，将冠状切面设定为与该线平行（虚线）。将矢状切面设定为与已设定的冠状切面垂直（实线）。C. 质子密度加权冠状切面图像。可显示内侧副韧带（→）、外侧副韧带（►）

3.3.3 腕关节、手指

扫描单侧时为了使腕关节位于磁场中心，受检者应取俯卧位并将手举到头顶。在头和胸下面放置毛巾等，可使受检者更容易保持俯卧位。如果难以保持俯卧位，可仰卧将手放在身体旁边进行扫描，但此时与手臂或者肘关节扫描时一样，需依靠倾斜身体等方法使手尽量靠近磁场中心。如果要扫描腕关节至手指，则可同时使用多个表面线圈，扩大 FOV。而手腕专用线圈和显微线圈能够以高分辨率扫描三角纤维软骨复合体（triangular fibrocartilage complex，TFCC）或者手指关节等细小的部位（FOV 也设为 100 mm 以下）（图 3.7）。

当受检者患有类风湿关节炎等，需要同时扫描两只手时，应取侧卧位、两手并排进行扫描。可在其中一只手上做标记，以便区分左右手。

举手过头，手掌向下，在这样的体位下腕关节会处于旋前位。若要扫描 TFCC，最好扫描腕关节中间位，应将手臂放下并将腕关节放在身体旁边进行扫描（图 3.8）。

最后，列举一下各种疾病、各个部位的 MRI 成像示例（见附表）。

另外，肿瘤的扫描断层要根据肿瘤与关节及现有结构之间的关系、阅片的容易程度等进行选择。短轴位像容易掌握解剖学位置，在条件允许的情况下，应尽量进行造影动态扫描。

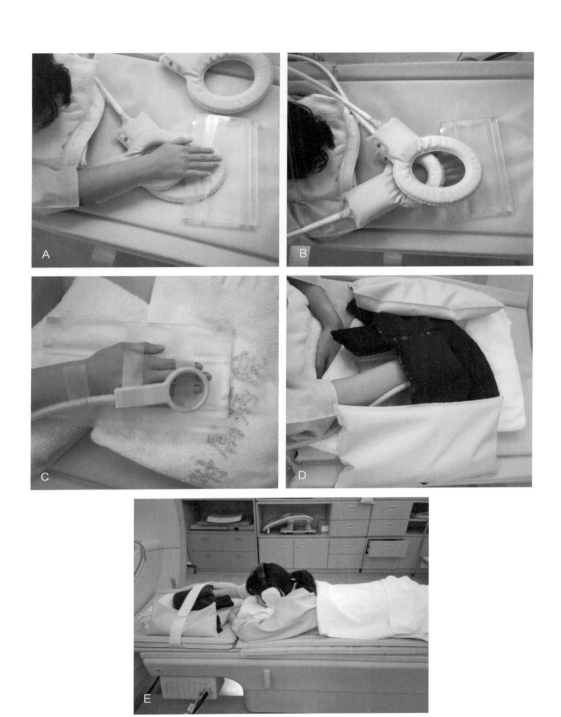

图3.7　**手和腕关节的摆位**。A、B. 俯卧并将手举过头。图片中采用的是两组2通道线圈，扫描腕关节至指尖的部位。C. 扫描无名指的指尖至近指间关节，将手放在塑料台上并放置直径47 mm的显微线圈。D. 用沙包等进行固定。E. 固定后的状态。脸朝旁边或者朝下均可，但必须与受检者确认姿势是否舒服。图中病例将毛巾放置在脸下面，由非检查侧的手抱着

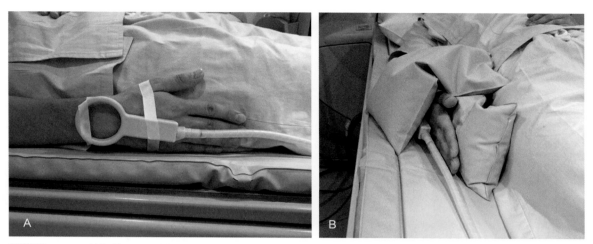

图3.8 TFCC 的摆位。A. 为扫描腕关节中间位，可将手放在身体旁边，将显微线圈贴在TFCC部位。B. 以沙包等固定，防止手移动

参考文献

（1）　日本医学放射線学会，日本放射線科専門医会·医会·編：画像診断ガイドライン 2016 年版.
金原出版，2016.

（2）　Sampath SC, Sampath SC, Bredella MA: Magnetic resonance imaging of the elbow: a structured
approach. Sports Health 2013; 5: 34-49.

附表：MRI成像协议示例

部位	疾病	扫描切面			增加扫描提示
		冠状切面	轴位切面	矢状切面	
肘关节	棒球肘、外上髁炎、内上髁炎	PD、FSPD/STIR、选择性水激励 GRE	T_2	选择性水激励 GRE	
	侧副韧带损伤、腱损伤	PD、T_2*、STIR/FST$_2$	T_2、STIR/FST$_2$		脱位后等怀疑有骨损伤时，矢状切面 STIR/FST$_2$ 也有用
	肘管（尺神经）		T_2、T_2*、STIR/FST$_2$	STIR/FST$_2$（T_2/T_2* 也有用）	
	变形性关节病、游离体	T_2*	T_2*	T_1、T_2、STIR/FST$_2$、选择性水激励 GRE	
腕关节、手	手舟骨骨折	T_1、T_2、STIR/FST$_2$		T_1、STIR/FST$_2$	
	月骨无菌性坏死	T_1、T_2* /PD、STIR/FST$_2$		T_2* /PD、T_1	
	TFCC 损伤	PD、T_2*、STIR/FST$_2$	T_2*	T_2* /PD	
	腱损伤		PD、STIR/FST$_2$		沿损伤腱的断层 PD、三维各向同质 PD 也有用
	类风湿关节炎	T_1、T_2、STIR/FST$_2$、造影后 FST$_1$	T_1、STIR/FST$_2$、造影后 FST$_1$		如果可以，应进行造影动态扫描（冠状切面）
肿瘤		短轴位像的 T_1、T_2、STIR/FST$_2$、弥散加权像、造影动态扫描、造影后 FST$_1$			怀疑有出血时可用 T_2*

注：T_1—T_1 加权像，T_2—T_2 加权像，PD—质子密度加权像，FST$_2$—脂肪抑制 T_2 加权像，FSPD—脂肪抑制质子密度加权像，FST$_1$—脂肪抑制 T_1 加权像，T_2*—T_2* 加权像，GRE—梯度回波，STIR—短反转时间反转恢复序列，TFCC—三角纤维软骨复合体。

第 3 章 上肢 MRI 的扫描方法

第 4 章

运动损伤

本章针对上肢，特别是肘关节的运动损伤进行阐述。运动损伤是最容易导致肘关节区域需要进行 MRI 扫描的疾病之一。其中，因棒球运动的参与者众多，棒球肘是临床上最常见的运动损伤疾病。

运动损伤的诊断关键在于，设想什么样的动作、什么样的外力作用于哪一个组织。这些设想对于挑拣出图像所见或者进行结果解释非常重要。从图像上可以推测出什么样的外力作用导致如此状态，这是整形外科领域影像诊断的重点之一。此外，棒球肘的变化过程也是最耐人寻味的。

棒球肘形成的主要原因是外力，即作用于肘关节的"外翻应力"。如果能够正确理解一些问题，例如，肘的哪个部位的软组织受到怎样的外力作用；投球动作的哪个时期，什么样的外力作用于什么地方等，那么诊断时就不会太困难。

另外，运动损伤的影像诊断中还有一个关键因素是"复合损伤"。特别是棒球肘，除了能看到主要目的部位，有时还会看到很多其他部位的损伤。但能否有意识地将目光投向这些部位，就取决于是否理解了投球动作机制。

希望本章的内容能使大家感受到整形外科领域影像诊断的些许乐趣。

冈本嘉一

4.1 内、外侧副韧带的解剖

要理解肘关节的运动损伤，必须了解内、外侧副韧带的解剖结构。那么，这里先来说说肘的内、外侧副韧带。

4.1.1 内侧副韧带的解剖

无论内侧副韧带还是外侧副韧带，基本都由 3 根韧带组成。外侧副韧带变异多，而内侧副韧带则相对比较固定。

虽然不同的文献记述的名称不同，但这 3 根韧带大多被称为前束（anterior bundle）、后束（posterior bundle）、斜束（transverse bundle）（图 4.1A）。前束是最坚韧的，可使肘内侧稳定，而

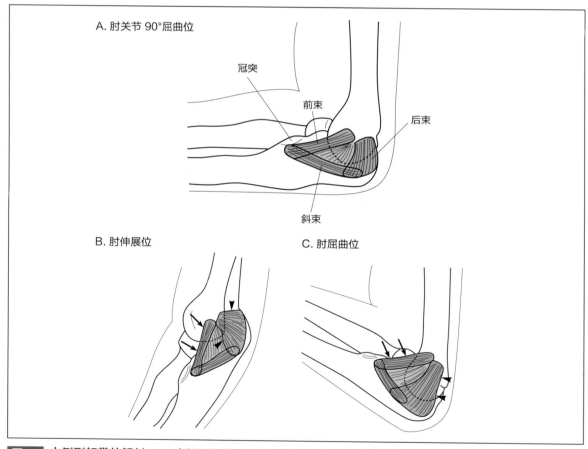

图4.1 内侧副韧带的解剖。A. 内侧副韧带由前束、后束、斜束3根韧带构成。其中，前束最坚韧，可使肘内侧稳定，其近端起自内上髁，远端附着于冠突。B. 肘伸展时（常规的MRI扫描体位），前束紧张（➡），后束松弛（▻）。C.肘屈曲时，刚好相反［前束松弛（➡），后束紧张（▻）］

斜束的作用较小，可将前束与后束连接起来。

　　肘伸展时，也就是进行 MRI 扫描时，前束紧张，后束松弛（图 4.1B）。屈曲时则刚好相反（前束松弛，后束紧张）（图 4.1C）。

　　外力所致损伤，首先伤及前束，若为强大的外力则可能同时伤及后束。后束的单独损伤非常罕见，故准确诊断前束的损伤情况很重要。前束在近端起自内上髁，远端附着于冠突。

4.1.2　内侧副韧带的MRI图像

　　内侧副韧带基本在冠状切面进行观察。在肘伸展时，正常的内侧副韧带边缘平滑，显示为边界清晰的低信号带状结构。通常近端呈扇形扩展，很多时候比远端显得稍粗（图 4.2A）。但近端呈现的形状存在个体差异，有时会显示为从远端至近端完全没有厚度变化的形状。

　　另外，在质子密度加权像中，该扇形部位（近端）在健康状态时，内部也大多呈稍高信号（图 4.2A 的→），但呈均一低信号的情形也不少见。

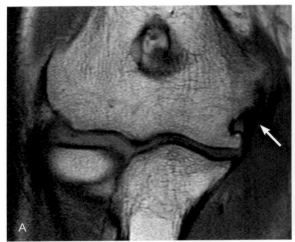
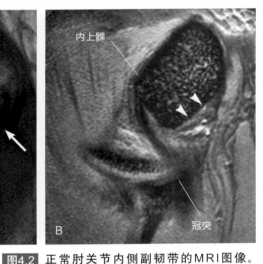
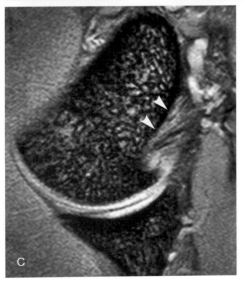

图4.2　正常肘关节内侧副韧带的MRI图像。
A. MRI质子密度加权冠状位像。B、C. T_2*加权矢状位像。MRI质子密度加权冠状位像（A）中，可以在一个断层内捕捉到内侧副韧带。在本病例的质子密度加权像中，内侧副韧带为一个从远端向近端呈扇形扩展的低信号结构，并且近端部位的内部多呈若干边界不清的高信号，切勿错看成损伤，这很重要（→）。另外，MRI是在伸展位扫描的，因此前束紧张，后束松弛。B、C是薄层扫描的肘内侧图像，前束显示为从内上髁向冠突走行的带状低信号。另外，在邻近的断层上可见内含纤维成分的斜向走行的扇形结构（►），这是后束 [经允许引自冈本嘉一，西浦康正：肘関節の MRI —正常構造と疾患. 丸毛啓史・編：ここまでわかる!! 関節疾患の画像診断. 整・災外 2011；54（4 月臨時増刊号）：592.]

如上所述，在 MRI 冠状位像中，内侧副韧带多少有一些变化。

另外，构成内侧副韧带的 3 根纤维束中，前束和后束可以通过 MRI 鉴别。特别是近年的 MRI 设备，即使薄层扫描画质也很好，因此只要在矢状位扫描肘内侧，就可以将前束和后束区分开。此时处于肘伸展位，前束紧张，显示为带状低信号结构，而后束为扇形结构，在 T_2^* 加权像中，其内部可以观察到带状高信号。（图 4.2）

4.1.3 外侧副韧带的解剖

外侧副韧带包括 2 根韧带，或者加上后述的环状韧带，共 3 根。这些韧带变异丰富，特别是环状韧带，在图像上很难鉴别。

通常，外侧副韧带起自肱骨外上髁，分为桡侧副韧带（狭义的外侧副韧带）和外侧副韧带尺侧带，并伸向远端（图 4.3）。

桡侧副韧带从外上髁向环状韧带呈扇形伸展，与环状韧带很难区分。其前部在肘伸展位时会变为紧张状态，因此扫描时基本是紧张的；而后部则在屈曲位时是紧张的，因此两部分刚好相反，但在图像上仅能看到直线状的带状结构，无法区分前部与后部。

此外，另一根韧带虽然是在外侧，但因其向尺侧（内侧）走行，所以有一个独特的名称——外侧副韧带尺侧带，从外上髁向尺骨旋后肌嵴附着。该韧带是最重要的维持肘外侧稳定的韧带。一般从图像上难以鉴别，只有在关节积液时才容易鉴别（图 4.3）。

环状韧带，包绕桡骨头的环状关节面，维持桡尺近侧关节的稳定（图 4.4）。特别是前臂旋

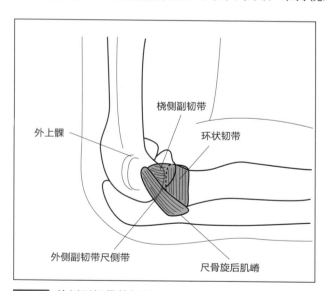

图4.3 **外侧副韧带的解剖**。一般外侧副韧带起自肱骨外上髁，分为桡侧副韧带（狭义的外侧副韧带）和外侧副韧带尺侧带。桡侧副韧带从外上髁向环状韧带呈扇形伸展。外侧副韧带尺侧带从外上髁向尺骨旋后肌嵴附着。该韧带是最重要的维持肘外侧稳定的韧带

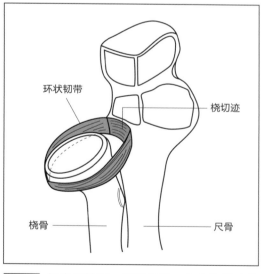

图4.4 **纤维骨性环**。环状韧带，包绕桡骨头的环状关节面，维持桡尺近侧关节的稳定。特别是前臂旋前时，尺骨上的桡切迹（灰色）与环状韧带（蓝色）构成的纤维骨性环会紧张，使桡尺近侧关节稳定

前时，尺骨上的桡切迹与环状韧带构成的环（纤维骨性环）会紧张，使桡尺近侧关节稳定。

4.1.4 外侧副韧带的MRI图像

冠状切面最适于观察整个外侧副韧带。其中，伸向环状韧带也就是桡骨头方向的直线状低信号结构，可以鉴别为桡侧副韧带。而外侧副韧带尺侧带，多呈现为一个跨越多个断层、延伸至桡骨头远端并急剧向尺侧屈曲的结构。

近端即外上髁附近是总伸肌腱，走行于极接近韧带的位置，网球肘通常表现为总伸肌腱出现问题。总伸肌腱在韧带外侧走行，比韧带更靠近外上髁并附着于外上髁。（图 4.5）

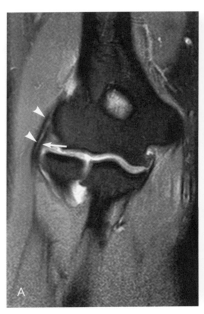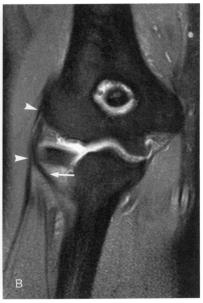

图4.5 **正常的肘关节外侧副韧带的MRI图像。** A. MRI脂肪抑制质子密度加权冠状位像。B. A的一个层面的手背侧断层。MRI冠状位像（A）中，可以观察到桡侧副韧带（➜）及在其表层走行的总伸肌腱（▶）。A的一个层面的手背侧断层（B）显示了外侧副韧带尺侧带（➜）。此图像中关节积液比较明显，在这种状态下外侧副韧带的辨认就变得比较容易 [经允许引自冈本嘉一，西浦康正：肘関節の MRI —正常構造と疾患. 丸毛啓史 編：ここまでわかる !! 関節疾患の画像診断. 整・災外 2011；54（4 月臨時増刊号）：593.]

4.2 棒球肘

4.2.1 棒球肘与影像学诊断

在日本，就诊频率最高的关节运动损伤疾病是关节外型棒球肘，也就是所谓的剥脱性骨软骨炎。但成年患者以关节内型棒球肘居多，其本质是内侧副韧带损伤。儿童的关节内型棒球肘，多数情况下表现为韧带比骨和软骨更坚韧，附着点出现炎症甚至撕脱骨折。此外，由于肱三头肌在棒球动作的随挥期反复收缩，有时会造成鹰嘴应力骨折，称为关节后型棒球肘。临床诊断的棒球肘（baseball elbow）多可分为关节内型、关节外型、关节后型 3 种（专栏 4.1）。

关节外型棒球肘多伴有疼痛，因此到医院就诊的病例比较多。而关节内型棒球肘中的内侧副韧带损伤，如果没有撕脱，韧带本身是没有痛感的，所以患者主诉只是"有不适感"的程度，导致有些病例并不会到医院就诊。

在疾病发展早期，普通 X 线摄片和 MRI 都很有效。分期诊断和随访也以普通 X 线摄片为主，但有时也会进行 MRI 或者 CT 扫描。

专栏 4.1　棒球肘的种类

- 关节内型：内上髁炎，内侧副韧带损伤（撕脱骨折），旋前肌附着点炎症，内上髁骨骺脱离（少年棒球肘），肘管综合征。
- 关节外型：剥脱性骨软骨炎，外上髁炎。
- 关节后型：鹰嘴应力骨折，肱三头肌肌腱炎，肘关节鹰嘴撞击综合征。

棒球肘与其他运动损伤一样，出现复合损伤的概率非常高。因此，即使临床医师委托检查的内容是关节外型，最好养成对肘关节内侧或后方等所有棒球肘的多发部位通览的习惯。

4.2.2 投球动作的机制

棒球的投球动作，从"正对期"，也就是手举过头顶的动作开始，经过向后引肘的"挥臂期"、实际将球向前运送的"加速期"，最终将球投出，再到"随挥期"结束。整个投球动作历时 1.4 ~ 2 秒，非常快，而且上半身与下半身连动，高效地将力量传递至球上，是全身的"连锁运动"（图 4.6）。

棒球肘由各种因素引发，但局部损伤的关键是作用于肘的外翻应力（valgus stress）（图 4.7）。

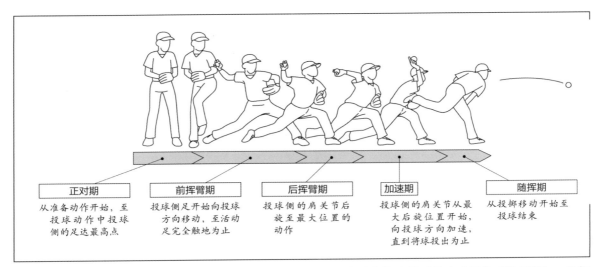

正对期	前挥臂期	后挥臂期	加速期	随挥期
从准备动作开始，至投球动作中投球侧的足达最高点	投球侧足开始向投球方向移动，至活动足完全触地为止	投球侧的肩关节后旋至最大位置的动作	投球侧的肩关节从最大后旋位置开始，向投球方向加速，直到将球投出为止	从投掷移动开始至投球结束

图4.6 **棒球的投球动作**。分为"正对期""前、后挥臂期""加速期"和最后掷出球后的"随挥期"。从挥臂期到加速期，肘关节承受的外翻应力最大，因此是投球动作中最重要的时期（经允许改编自Cummins CA, Schneider DS : Peripheral nerve injuries in baseball players. Phys Med Rehabil Clin N Am 2009 ;20 : 175-193.）

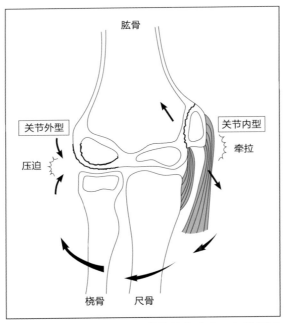

图4.7 **投球时作用于肘关节的外翻应力**。挥臂期至加速期的外翻力，在肘外侧产生使肱骨小头与桡骨头撞击的外力，并且肘内侧受到将内侧副韧带分别向近端和远端牵拉的外力

　　此时，肘外侧受到使肱骨小头与桡骨头撞击的外力，且肘内侧受到将内侧副韧带分别向近端和远端牵拉的外力，这些都是造成棒球肘，特别是后述的关节外型、关节内型棒球肘的原因（专栏4.2）。

专栏 4.2 投球动作与主要的棒球肘类型

- 挥臂期至加速期：关节内型，关节外型。
- 投掷期至随挥期：关节后型。

4.2.3 MRI在棒球肘诊断中的作用

以前棒球肘主要是通过普通 X 线摄片或者触诊等诊断。MRI 最大的优点是可以掌握软组织的状态，这是 X 线和触诊无法做到的，在棒球肘诊断中非常有用。其作用可分为"早期诊断"和"分期诊断"两大类。

然而，单凭 MRI 进行诊断，无法观察左、右侧的差异。特别是因为棒球肘的好发时期是小学高年级至中学的阶段，这个时期内侧副韧带的厚度会随着个人的成长而改变，因此很难判断是不是损伤导致的肿大。并且，单凭 MRI 无法评价韧带附着点的骨组织的形态，因此必须以普通 X 线摄片作为参考。

◎**早期诊断**

MRI 是早期诊断棒球肘最敏锐的检查手段。在关节内型棒球肘的内侧副韧带附着点和关节外型棒球肘的肱骨小头的脂肪抑制质子密度加权像 /T_2 加权像中，均可见骨髓水肿呈现为高信号。关节后型棒球肘中，鹰嘴的早期应力骨折也会呈现为高信号。

◎**分期诊断**

主要用于关节外型棒球肘的分期诊断。治疗方针如下：因棒球选手、监护人、整形外科医师立场不同，对治疗的想法也不同，但至少可以通过 MRI 正确诊断是否为分离期，是分离的前期还是后期，并将这个信息传递给整形外科医师（图 4.8）。而对于关节内型棒球肘，则可以通过 MRI 诊断内侧副韧带的损伤部位及程度、与离断骨组织的关系等。

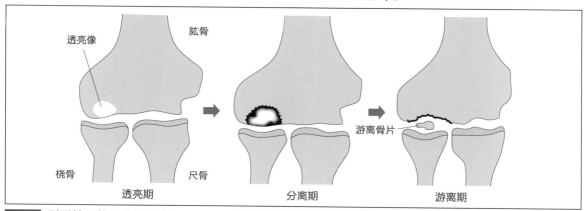

图4.8 剥脱性骨软骨炎的透亮期、分离期、游离期。 "透亮期"是关节外型棒球肘的初期，在普通X线摄片中，表现为以肱骨小头的软骨下骨为中心呈现出透亮像。继续发展则进入"分离期"，病灶处的骨结构与周围断离，与包裹它的关节软骨一起脱离母骨。再继续发展则进入"游离期"，病灶完全脱离母骨，游离于关节腔内

4.2.4　关节外型棒球肘的临床表现

如果能够在最早期发现并给予治疗，关节外型棒球肘基本是可以痊愈的，因此早发现、早治疗非常重要。

如上所述，造成关节外型棒球肘的原因是反复的外翻应力使桡骨头与肱骨小头频繁撞击。发生频率最高的关节外型棒球肘是剥脱性骨软骨炎。

这种疾病的病因是撞击，但撞击后经过怎样的机制发展成为疾病，目前尚有很多不明之处。有报道认为，撞击的直接刺激由软骨深层波及软骨下骨。也就是说，撞击使关节软骨频繁受刺激，导致骨和软骨出现微小外伤，先是软骨损伤，继而是软骨下骨的骨折。这种状态作为早期病变，在 MRI 中呈现为肱骨小头的透亮影像。行 MRI 扫描时，在脂肪抑制质子密度加权像 /T_2加权像中，呈现为骨髓水肿（准确地说该征象出现得比透亮期更早）。

如果在这种状态下仍然不停止棒球运动，关节软骨持续受到撞击，那么软骨下骨就会受到损伤。由此软骨下骨变脆，病灶容易从母骨中剥离。

脆化的软骨下骨与母骨仍然相连的时期，称为分离期前期。继续发展下去，脆化的软骨下骨开始从母骨上脱离，与此同时，包裹该软骨下骨表面的关节软骨也会发生龟裂。发展到这个阶段，龟裂处流出的关节液会进入母骨、断裂分离的骨组织及软骨下骨之间的裂隙。这种从母骨分离的状态就是分离期后期。因此，如果在 MRI 上见到离断处（龟裂处）有关节液进入，就可以诊断为分离期后期。然而，虽然分离但未有关节液进入裂隙的情况，很难明确是否为分离期后期。

一般来说，棒球肘分离期后期适合手术治疗，但相关的治疗思路有很多，治疗方法也并非只有一种。治疗方案的选择很多时候受棒球选手本人期望的影响。并且，该疾病的患者大部分是小学高年级学生或者中学生，此时给身体动手术，无论是本人还是其监护人，心理上都会非常抗拒，诸如此类的因素很多时候都是选择治疗方案时需要考虑的。

分离期后期继续发展，骨软骨片会慢慢向关节腔突出，最终游离于关节腔内，进入"游离期"。

扫查中，骨软骨片向关节腔突出的影像所见对诊断非常重要。骨软骨片向关节腔突出可能会造成关节绞锁，而且若图像显示病灶与母骨有级差，就代表骨片完全脱离母骨，即使未有关节液进入，据此也可判断属于分离期后期。

下面介绍各分期具代表性的影像学所见。

4.2.5　关节外型棒球肘的影像学所见

◎透亮期
普通 X 线摄片：可见到与肱骨小头一致的各种形状的骨透亮像（图 4.9）。

MRI：在脂肪抑制质子密度加权像 / T_2加权像中，可见与肱骨小头的软骨下骨一致的骨髓水肿变化（高信号）（图 4.10）。

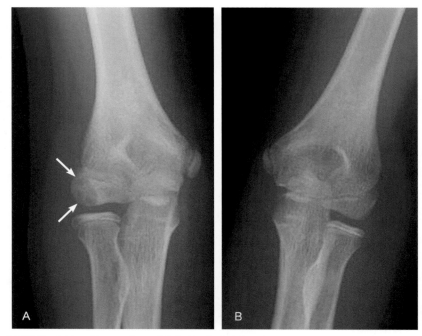

图4.9 患儿，男，11岁，透亮期的肘剥脱性骨软骨炎。A. 右肘关节普通X线摄片正面像。肘关节周围的生长板未见闭合，形态上未见左右差异。右肱骨小头可见圆形至椭圆形、比较宽广且边界不清晰的骨透亮影像（→）。B. 左肘关节普通X线摄片正面像，未见游离体，这是典型的透亮期棒球肘的影像学所见（图片由八王子医院运动整形外科 中井大辅医师惠赠）

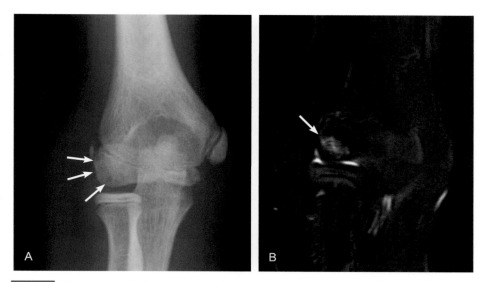

图4.10 患儿，男，14岁，透亮期的右肘剥脱性骨软骨炎。A. 右肘关节普通X线摄片正面像，右肱骨小头可以看见几处点状的骨透亮像（→）。B. MRI脂肪抑制STIR冠状位像（与A基本同时期），在同一部位可见比较局限的骨髓水肿，表现为边界略不清晰的高信号（→）（图片由筑波纪念医院放射科 鲸冈结贺医师惠赠）

◎分离期

普通 X 线摄片：除了可见到与肱骨小头一致的透亮像外，该区域还可见多处大小各异的骨片结构（图 4.11）。这些骨结构如果明显向关节腔突出，则为游离期。在正面像中，常常很难诊断是否有骨片从母骨分离，建议同时采用 45° 斜位像进行评价。45° 屈曲位时，肱骨小头稍前为切线，因此很容易收集到图像所见。

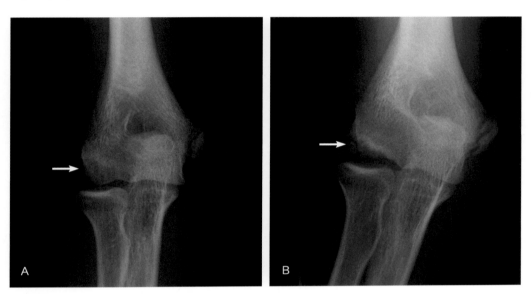

图4.11 患儿，男，16岁，分离期的右肘剥脱性骨软骨炎。A. 肘关节普通X线摄片正面像，可见肱骨小头整个呈小囊肿聚集状的骨透亮像（➡），其边缘（上缘）可见骨硬化像，整个肱骨小头边缘不整齐。这个断层不能清晰显示骨片是否已从母骨分离。B. 45°斜位像，可见从母骨独立出来的小骨形病灶（➡）

MRI：肱骨小头可见骨髓的高信号区，边缘比透亮期清晰。

分离期前期，看不到该病变部位与周围骨髓的边界线有积液（图 4.12，4.13）。

分离期后期，可见该边界线有积液（图 4.14）。或者可见软骨下骨与关节软骨向关节腔突出而产生级差（图 4.15）。看见级差，就表示骨软骨片已经从母骨离断，据此可诊断为分离期后期。

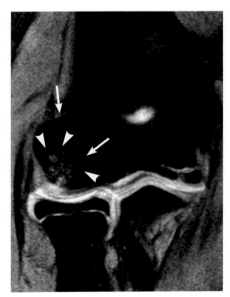

图4.12 患儿，男，17岁，分离期前期的右肘剥脱性骨软骨炎。MRI脂肪抑制质子密度加权冠状位像，肱骨小头的骨髓可见边界比较清晰的圆形略高信号聚集（➡）。表层软骨的厚度保持不变，没有突出等变形，与周围母骨的边界比较清晰，但关节液是否进入两者之间完全无法鉴别（▶）。这是分离期前期的剥脱性骨软骨炎的影像学所见

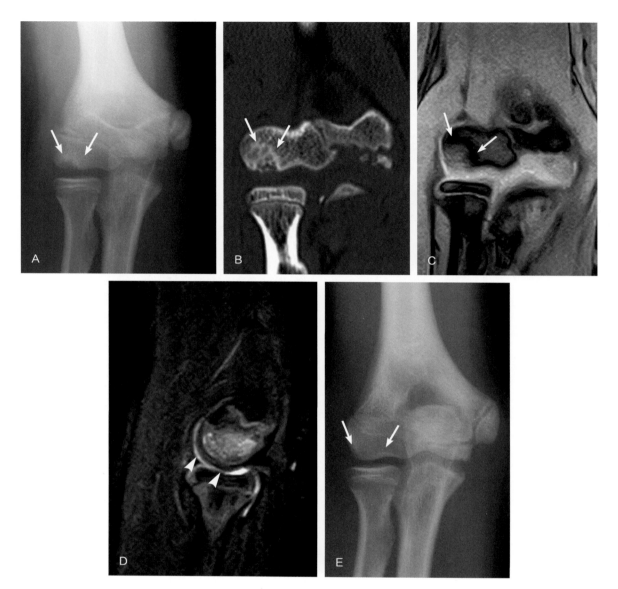

图4.13 患儿，男，12岁，分离期前期的右肘剥脱性骨软骨炎。A. 右肘关节普通X线摄片正面像。B. CT、MPR冠状位像。C. MRI T$_2$*加权冠状位像。D. STIR矢状位像。E. 6个月后的普通X线摄片正面像。在普通X线片（A）及CT图像（B）中，肱骨小头处可见以软骨下骨为中心的、边界不清晰的、宽广的透亮像，周围如镶边一样伴有硬化改变（A、B，➡）。在MRI中，冠状位（C）、矢状位（D）均有边界不清晰的、与肱骨小头一致的宽广的略高信号区域（C，➡）。表层软骨厚度保持不变，也未见级差（D，▶）。判断为分离期前期，采取了保守治疗。半年后（E），剥脱性骨软骨炎的部位透亮像消失，边缘齐整，患儿痊愈（E，➡）（图片由八王子医院运动整形外科 中井大辅医师惠赠）

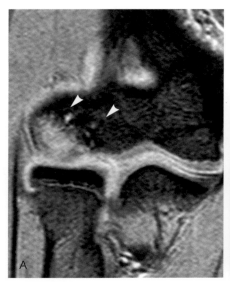
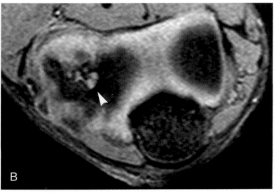

图4.14 患者，男，20多岁，分离期后期的右肘离断性骨软骨炎。在MRI脂肪抑制质子密度加权冠状位像（A）、轴位像（B）中，损伤的肱骨小头骨髓呈现为局限的略高信号，相当于病变部位。该高信号与母骨之间，可以看见几处细小的叶状囊泡形结构（A、B，➤）。这些被认为是进入与母骨的间隙（被包围起来）的关节液。这是分离期后期的影像学所见［图A引自冈本嘉一，西浦康正：肘関節の MRI —正常構造と疾患．丸毛啓史　編：ここまでわかる‼ 関節疾患の画像診断．整・災外 2011；54（4 月臨時増刊号）：595．］

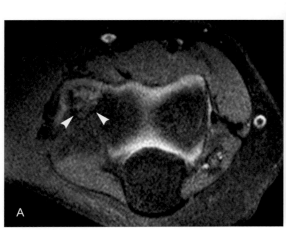
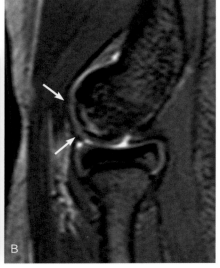

图4.15 患儿，男，17岁，分离期后期的肘离断性骨软骨炎。A. MRI脂肪抑制质子密度加权轴位像，肱骨小头的软骨下骨上有一个呈略高信号的损伤区域，周围被低信号包围（➤）。表层软骨看起来保持不变。B. 矢状位像，可见关节软骨已产生微小的级差（➝）。这就是辄裂已累及整层关节软骨的影像学所见，即分离期后期的影像学所见［图A引自冈本嘉一，西浦康正：肘関節の MRI —正常構造と疾患．丸毛啓史・編：ここまでわかる‼ 関節疾患の画像診断．整・災外 2011；54（4 月臨時増刊号）：594．］

此外，在分离期后期的 MRI 中，薄层扫描的矢状位像的参考价值是最高的。原因：①冠状位或轴位时，可以捕捉到病灶与母骨位置关系的断层最多就 3 个，而矢状位时，所有的扫描断层均可以观察到病变与母骨的关系（图 4.16）；②容易判断骨软骨片是否向关节腔突出。

◎ 游离期

普通 X 线摄片：可以鉴别从肱骨小头分离出来的骨片。骨片可能在肱骨小头附近，也可能在关节腔内的任意部位。

MRI：游离期多数通过普通 X 线摄片就已经能够诊断出来。进行 MRI 扫描时会看到，由于游离体的机械性刺激而增多的关节液，其刺激滑膜可使滑膜显著增生（图 4.17）。若在 MRI 中见到关节液量不合理增多或滑膜肥厚，表明某一个肘关节里可能潜藏有游离体，因此参考普通 X 线摄片细心寻找骨片非常重要。

除此之外，进行游离体摘除术前，有关游离体的位置、数量、大小的信息非常重要。

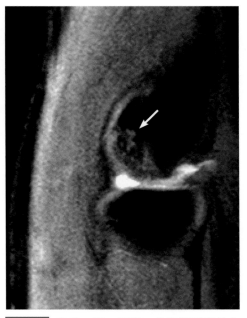

图4.16 患者，男，18岁，分离期后期的右肘剥脱性骨软骨炎。MRI选择性水激励成像矢状位像。矢状位可以在最多的断层观察母骨与骨损伤部位的位置关系。本病例中，可见与皲裂处一致的边界清晰的小叶状高信号（→），即已有关节液进入的影像学所见

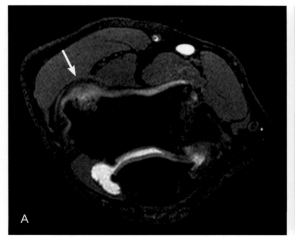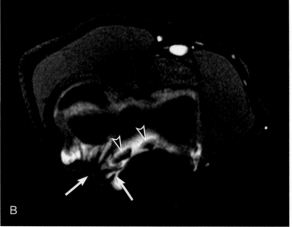

图4.17 患者，男，18岁，游离期后期的右肘剥脱性骨软骨炎。A. MRI选择性水激励成像轴位像可见肱骨小头已经与关节软骨一起突起，这是发展期的剥脱性骨软骨炎的影像学所见（→）。B. 比A更靠近前臂的断层，可见明显的关节积液，且在关节液中可见多个扁平游离体呈现的信号空洞（►）浮游其中，还可见滑膜明显肥厚和增生（➤）

4.2.6　关节内型棒球肘的临床表现

关节内型棒球肘是以内侧副韧带为中心的肘内侧支持组织损伤的总称。内侧副韧带损伤包括内上髁剥离骨折、骨骺线分离等，因年龄不同损伤部位各异。因为随着年龄的变化，骨骺线闭合时期与内侧支持结构的最脆弱部位之间的关系会有所改变。

通常，高中二年级以上的学生，内侧副韧带本身容易损伤，初中二年级之前（生长高潮前）的学生，多为内上髁周边损伤，初中三年级至高中一年级的学生，多因冠突附近等的骨被牵拉而产生损伤（撕脱）。

4.2.7　关节内型棒球肘的影像学所见

诊断韧带本身的损伤应采用 MRI，可根据内侧副韧带本身的高信号改变（图 4.18）、膨胀（图 4.19，4.20）、变形、边界变模糊、边缘锯齿状改变等影像学所见进行诊断。此外，有时即使没有特别的主诉，也会遇到内侧副韧带异常粗大的情况，这可能是因为内侧副韧带断裂痊愈后再度断裂，如此反复发生而导致的纤维性肥厚状态。

撕脱骨折时，在普通 X 线摄片中，内上髁下端有独立的小骨片，且与母骨之间有距离。有时骨片非常薄，应将病侧的图像与对侧进行比较。在 MRI 中也可见到这种游离骨，但单凭 MRI

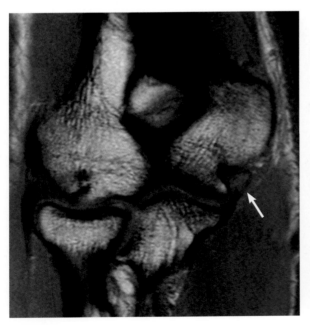

图4.18 患儿，男，18岁，右肘关节内侧副韧带部分断裂。MRI质子密度加权冠状位像，内侧副韧带的连续性基本可以完全追踪，肱骨侧可见局限的略高信号（➡）。考虑是内侧副韧带部分断裂的图像所见

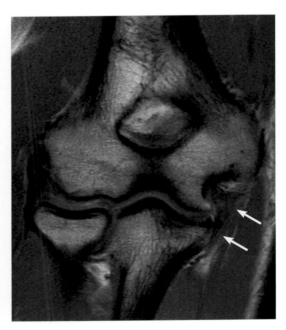

图4.19 患儿，男，17岁，右肘关节内侧副韧带损伤。MRI质子密度加权冠状位像，内侧副韧带整体呈稍微的信号上升，明显膨胀。连续性保持，考虑是内侧副韧带几乎整条急性断裂的图像所见（➡）

诊断有时很难发现极早期的撕脱骨片，可以采用同时进行两侧的普通 X 线摄片来评价。此外，有时还可见与内侧副韧带附着点的内上髁一致的骨髓水肿（图 4.21）。损伤累及后束时，以及碎裂（分节）时也可以进行评价（图 4.22）。

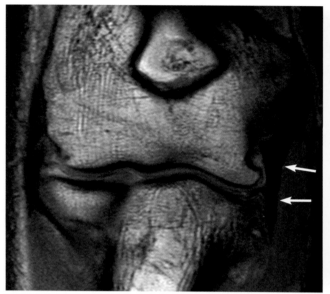

图4.20 患儿，男，16岁，右肘关节内侧副韧带损伤。MRI 质子密度加权冠状位像，肘关节已经处于关节变形的状态。扫描此影像时，并无主诉肘内侧特别疼痛，但MRI图像显示内侧副韧带整体异常粗大，而且呈现低信号（➡），推测这是内侧副韧带多次损伤又痊愈后的状态

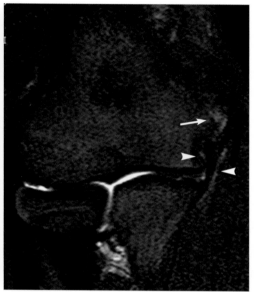

图4.21 患者，男，18岁，左肘关节内侧副韧带损伤及早期撕脱。MRI脂肪抑制质子密度加权冠状位像上，内侧副韧带本身看起来基本是完整无损的（无异常），但韧带被高信号包围，存在轻微的炎症（➡）。其内上髁附着点处，骨髓有略高信号区（➡），可见由内侧副韧带的牵引使附着点受到牵引性外力的情形

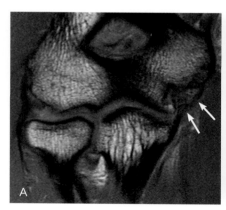
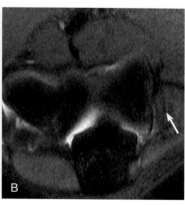
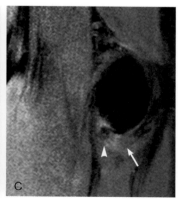

图4.22 患儿，男，13岁，右肘关节内侧副韧带损伤（前束、后束）和撕脱。A. MRI质子密度加权冠状位像。B. 脂肪抑制质子密度加权轴位像。C. 选择性水激励成像矢状位像。内侧副韧带，在冠状位像（A）中，内上髁附近可见弯曲和轻微的高信号改变（➡）。在轴位像（B）中，后束也可见内部有弥漫性的高信号（➡）。在矢状位像（C）中，后束可见局部的明显高信号（➡）以及碎裂（▶）

短评 4.1　尺骨附属韧带重建术与 PRP 疗法

内侧副韧带损伤的棒球选手，有时会接受尺骨附属韧带重建术。有多名日、美的职业棒球选手在接受该手术后获得奇迹般痊愈。日本以"Masakari 投法"著称的村田兆治投手在 1983 年接受了该手术。经过 2 年的康复训练，在 1985 年的赛季揭幕战上取得了 11 连胜。正如这个例子所示，要想在接受手术后取得完全康复，手术后仍需要 2～3 年的康复训练。2012 年春天，和田毅投手接受手术，2014 年取得完全康复，并于 2016 年回归日本棒球界，获得 15 连胜，是获胜场次最多的冠军。

近年来也有人尝试避免手术，以缩短回归时间。2014 年，田中将大投手因接受了一种 PRP 疗法 [Platelet（血小板）、Rich（丰富的）、Plasma（血浆）的简称] 而备受瞩目，该疗法是将血小板血浆浓缩成高浓度液体，然后注射至患部。田中投手在 2014 年赛季内接受了该治疗，在赛季结束前就康复登场了。然后又在 2015 年获得了 12 次胜利，2016 年获得了 14 次胜利，创造了辉煌的战绩。虽然目前关于 PRP 疗法的效果评价还没有定论，但田中投手的案例确实为肘关节内侧副韧带损伤手术带来了新的希望。

4.2.8　关节后型棒球肘

关节后型棒球肘患者虽然没有关节外型和关节内型那么多，但也是发生频率比较高的棒球肘类型之一，主要发生在投球动作的后半段。包括鹰嘴应力骨折、肱三头肌肌腱炎和肘关节鹰嘴撞击综合征等。

肘关节鹰嘴有肱三头肌附着，而在小学生阶段，鹰嘴附近有骨骺线。在肘伸展时，鹰嘴会被收在鹰嘴窝内。

从投球动作的投掷期到随挥期，肘关节会因受到离心力的作用处于高度伸展的状态。此时会引起鹰嘴与鹰嘴窝撞击（图 4.23），导致鹰嘴窝产生肘关节鹰嘴撞击综合征。这种情况不断重复，会导致骨骺线附近发生分离，有时甚至还会发生应力骨折（图 4.24）或者关节夹击（图 4.25）。还有可能会导致肱三头肌的强烈牵拉和收缩（图 4.26）。

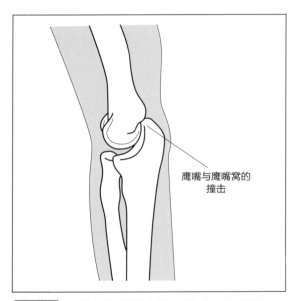

鹰嘴与鹰嘴窝的撞击

图4.23　肘关节鹰嘴撞击综合征（夹击鹰嘴）。投球动作的后半段，即随挥时期，肘部有过度伸展的倾向。如图所示，此时的外力会使鹰嘴与鹰嘴窝发生撞击，这种情况不断重复，会使鹰嘴产生各种损伤

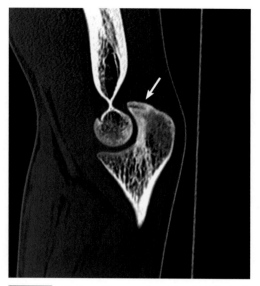

图4.24 患儿，男，15岁，右肘关节鹰嘴撞击综合征。CT、MPR 矢状位像上，鹰嘴前端附近可见线状骨折，并且周围可见骨硬化像（→）（图片由八王子医院运动整形外科 中井大辅医师惠赠）

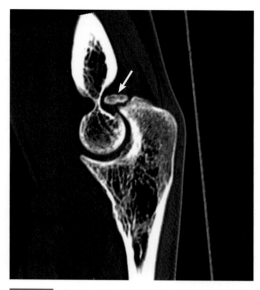

图4.25 患者，男，20多岁，肘关节鹰嘴撞击综合征。CT、MPR 矢状位像，与图 4.24相比，可见鹰嘴完全碎裂（图片由八王子医院运动整形外科 中井大辅医师惠赠）

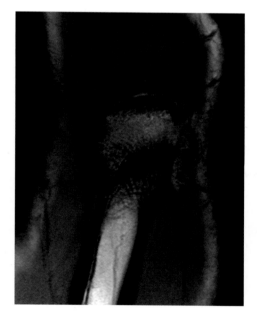

图4.26 患儿，男，13岁，右肘关节鹰嘴应力骨折。MRI质子密度加权冠状位像。因投球动作后半段肘疼痛来院就诊。从MRI可见，鹰嘴有一条伸向鹰嘴后方的清晰的横向骨折线

4.2.9 复合损伤

复合损伤并不限于肘关节，所有的运动外伤引起复合损伤的概率都很高。同样的外力在不同关节结构的各个部位引起损伤的情况很常见。

需要记住的是，运动外伤包括受到超出预期的外力作用引起的外伤和过度使用引起的损伤，但无论哪一种都有可能是复合损伤。因此，为了避免漏诊复合损伤，全面观察所有断层非常重要。特别是棒球肘，很多时候只要仔细观察，就会发现内、外侧均有损伤的概率非常高。当然，也可以认为"对侧也可见"（图4.27）。甚至有时会合并发生关节后型棒球肘（图4.28）。

在肘部的 MRI 检查中，有时会采用显微线圈以极狭窄的 FOV 进行高精细的影像检查，但使用狭窄的 FOV 检查运动外伤时，有可能漏诊复合损伤，因此检查时最好全面观察肘部结构。

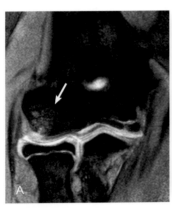
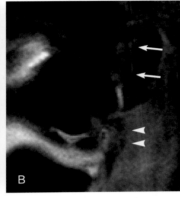
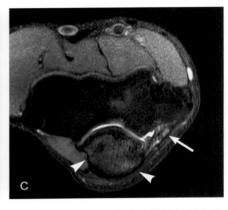

图4.27 患儿，男，17岁（与图4.12为同一病例），**右肘棒球肘复合损伤**。该病例为确认剥脱性骨软骨炎的分期而进行扫描。A. MRI脂肪抑制质子密度加权冠状位像，肘关节外侧有明显的剥脱性骨软骨炎征象（→）。B. 图A的尺侧放大像，肘关节内侧，内上髁的生长板也有部分轻微分离，在图像上呈现为内上髁骨骺分离（青少年棒球肘）（→）；附着于同一部位的内侧副韧带，也可见肿大的高信号（▶）。C. 轴位像，尺神经在尺神经沟内显示为高信号且明显扁平化（→），在图像上呈现神经卡压征象；鹰嘴也存在轻度的弥漫性骨髓水肿（▶）。本病例至少有5处异常

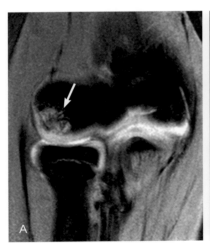
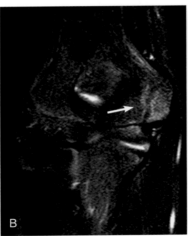
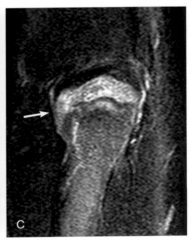

图4.28 患儿，男，12岁，**右肘棒球肘复合损伤**。A. MRI选择性水激励成像冠状位像。B、C. 脂肪抑制T$_2$加权冠状位像。本例患儿已诊断为剥脱性骨软骨炎（A，→）还需进行MRI细查。内上髁可见跨过骨骺线的骨髓整体信号增强（B，→）。另一方面，鹰嘴也存在跨过骨骺线的骨髓水肿（C，→），虽然很轻微，但该病例可以考虑是肘内、外及肘后侧均发生棒球肘的状态

4.3 网球肘

在日本，网球肘（tennis elbow）是仅次于棒球肘的第二大常见运动损伤疾病，常需进行MRI扫描。网球肘可分为关节外型和关节内型两种，其机制均比较容易理解。与棒球肘一样，网球肘出现复合损伤的概率也很高。

4.3.1 关节外型网球肘（初学者网球肘、肱骨外上髁炎）的临床表现

网球肘可分为两大类，其外伤引发的机制完全不同。一般被称为网球肘的是关节外型网球肘（初学者网球肘），主诉肱骨外上髁附近疼痛。其原因尚未完全清楚，但可能是附着于该部位的总伸肌腱，特别是桡侧腕短伸肌腱的附着点损伤。

据说网球初学者在反手击球时容易出现"翻手腕"的不良动作，这会过度使用伸肌，故其附着点即外上髁就会产生疼痛，但具体病因还无法断定。此外，网球肘很多时候也会带来复合损伤，较严重的病例有时还会伴有骨赘（图 4.29）。因此，要全面观察所有断层，务必观察主要的腱和韧带等结构，这非常重要。

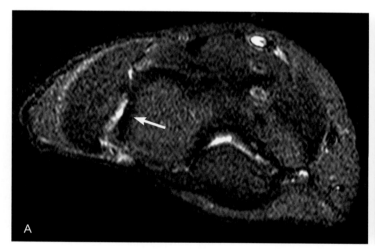
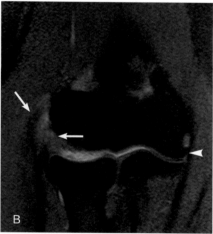

图4.29 患者，女，40多岁，网球肘复合损伤。A. MRI脂肪抑制质子密度加权轴位像，总伸肌腱在外上髁附近仍显示为高信号（→）。B. STIR冠状位像，走行于旁边的外侧副韧带，其近端也可见明显的信号增强和边界不清（→），考虑伴有外侧副韧带损伤；内侧可见骨赘（▶）

4.3.2 关节外型网球肘的影像学所见

依据 MRI 冠状位像或者轴位像上的外上髁附近的信号变化，特别是腱的信号变化，比较容易诊断（图 4.30）。关节外型网球肘继续发展，除了会出现腱肥厚，还可能出现骨性增生等（图 4.31）。

此外，附近有信号显示、走行类似的外侧副韧带，需要与这种损伤进行鉴别。

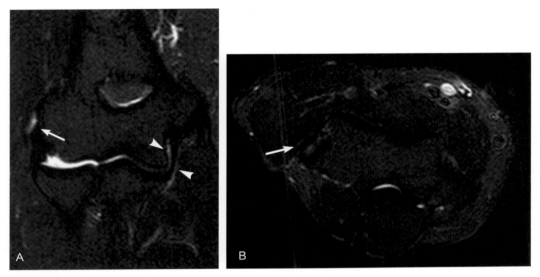

图4.30 患者，女，40多岁，关节外型网球肘。A. MRI脂肪抑制质子密度加权冠状位像。B. 轴位像。这是典型的关节外型网球肘病例。总伸肌腱的外上髁附着点附近可见腱内有明显的高信号（A、B，➡），提示腱内断裂。肱桡关节略有扩大且略显松弛，内侧副韧带周围也可见环绕的高信号（A，▷）

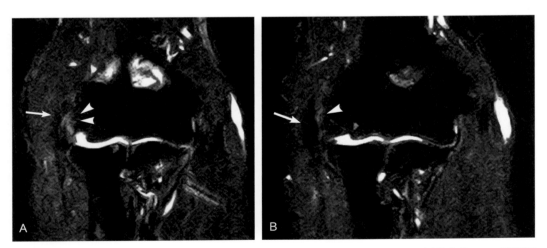

图4.31 患者，男，40多岁，关节外型网球肘发展病例。A. 手掌侧MRI STIR冠状位像，B. 手背侧MRI STIR冠状位像。这是已发展的关节外型网球肘病例。整个总伸肌腱边界不整齐且肿大，腱附着点有一个宽大的略高信号区。连续性勉强保持（A、B，➡）。另外，外上髁附着点还可见凹凸状的骨性增生，伴有牵拉性的高度骨性增生（A、B，▷）。肱桡关节扩大，可见关节积液的量已达病理性水平（图片由八王子医院运动整形外科 中井大辅医师惠赠）

4.3.3 关节内型网球肘（熟练者网球肘、肱骨内上髁炎）的临床表现

关节内型（熟练者）网球肘是正手打上旋球时，腕关节急剧向掌侧屈曲，使前臂屈肌群受力，附着于上臂内髁的总屈肌腱受到损伤而引起的肘内侧疼痛，即肱骨内上髁炎。也就是说，疼痛侧与初学者刚好相反。这种情况可通过轴位像或冠状位像进行诊断，难度低。

关节内型网球肘发生的频率比关节外型低。可能因为伸肌群与屈肌群的肌肉力量存在差异。伸肌群的肌肉力量比屈肌群的肌肉力量弱，所以对过度压力的耐受力也差。

4.3.4 关节内型网球肘的影像学所见

与关节外型一样，诊断时可从冠状位像或轴位像上捕捉内上髁附近的信号变化。可见到的影像包括附着于该部位的总屈肌腱或者附着点的骨髓内信号增强，或者肌腱肿大（图 4.32）。

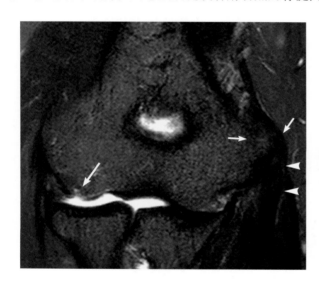

图4.32 患者，男，40多岁，较资深的（业余）网球选手，关节内型网球肘。MRI脂肪抑制T_2加权冠状位像。整个总屈肌腱在内上髁附近肿大，内部可见条状略高信号（►）。其所附着的内上髁有骨性增生（小箭头）。这可能是内上髁受到反复牵拉导致急性期及慢性期内上髁炎的表现。肱骨小头也有类似剥脱性骨软骨炎的表现（大箭头）

4.4 高尔夫球肘

4.4.1 高尔夫球肘的临床表现

在专业选手和业余选手中，高尔夫球运动引起的损伤的影像学改变和产生机制均有所不同。

高尔夫球肘（golfer's elbow）既会引起内上髁炎症，出现与关节内型网球肘同样的症状（肱骨内上髁炎），也可能导致肱骨外上髁炎。该疾病的本质是使用过度（overuse）。

内上髁，有桡侧腕屈肌、尺侧腕屈肌等屈肌和旋前圆肌附着。手指或手腕运动收缩，会反复

牵拉肱骨内侧，从而引发内上髁炎症。若腰部或肩部转动不足，就容易变成仅依靠手指或手腕的力量挥杆，导致上述肌肉的使用频率升高。

外上髁炎与熟练者网球肘一样，发生在过度用力使用伸肌的情况下，是由用力握杆并反复扭转常用手的负荷引起的。

4.4.2　高尔夫球肘的影像学所见

高尔夫球肘的影像学所见，与关节内型网球肘一样，可见到以内上髁及其旁边的组织（腱、骨髓等）为中心的信号变化或形态改变。在高尔夫肘发展病例中，还会见到碎裂（图 4.33）。

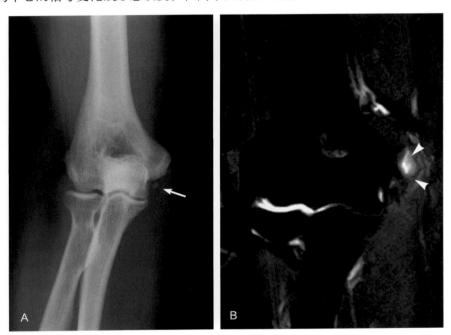

图4.33 **患者，男，60多岁，高尔夫球肘（内上髁炎）。** 患者为高尔夫球爱好者，因右肘内侧疼痛而来院就诊。A. 发病4个月后的普通X线片正面像，内上髁旁边可见小的碎裂（➙）。B. 发病4个月后MRI STIR冠状位像，内上髁处可见屈肌腱附着点的腱内呈明显高信号（➤），考虑是屈肌牵拉引起的内上髁炎

4.5　其他运动损伤

关于肘关节，只要对"棒球肘""网球肘""高尔夫球肘"有所认识，基本就可以应付所有的运动损伤诊断。此外，羽毛球运动中的反手击球也会引起类似关节外型网球肘的症状。其他的竞

技运动，如剑道、乒乓球等，也可能出现同样症状。

另一方面，柔道（图4.34）等格斗技中的立技、关节技也会因受伤而发生各种疾病，还可能引起关节脱位等。韧带方面多数是内侧副韧带疼痛。

此外，不仅运动选手，配管工、厨师、木匠等经常使用手腕的职业或拎重物的职业，有时也会出现类似网球肘的影像学所见。

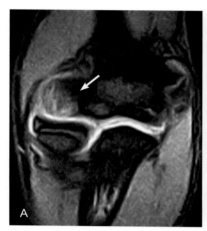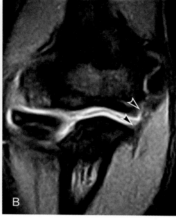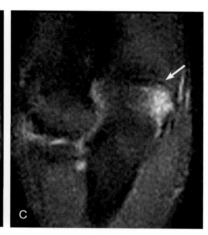

图4.34 患儿，男，13岁，柔道引起的复合损伤。A. MRI T$_2$*加权冠状位像，B. T$_2$*加权冠状位像（比A更靠近手背的层面），C. STIR冠状位像（鹰嘴层面）。该病例为高级别的柔道选手。在此年龄已经可见肱桡关节不整齐。肘外侧还可见与肱骨小头一致的水肿（A，➝）以及伸肌腱的高信号和弯曲等，而且整个内侧副韧带可见信号增强和边界变模糊（B，►）。鹰嘴也可见偏心性骨髓水肿（C，➝）。这是同时存在棒球肘、网球肘或者直接外伤等的影像，推测是因立技、关节技等受到各种外力负荷而造成的多元化损伤

参考文献

（1） Harada M, Takahara M, Mura N, et al : Risk factors for elbow injuries among young baseball players. J Shoulder Elbow Surg 2010 ; 19 : 502-507.

（2） Watanabe C, Hukunishi K, Otsuka H, et al : Ultrasonographic evaluation of the elbow among young baseball players ［in Japanese］. Nippon Seikeigeka Gakkai Zasshi 2001 ; 75 : 36.

（3） Harada M, Takahara M, Sasaki J, et al : Using sonography for the early detection of elbow injuries among young baseball players. AJR Am J Roentgenol 2006 ; 187 : 1436-1441.

（4） Takahara M, Shundo M, Kondo M, et al : Early detection of osteochondritis dissescans of the capitellum in young baseball players. J Bone Joint Surg 1998 ; 80 : 892-897.

（5） Steinbach LS, Fritz RC, Tirman PF, et al : Magnetic resonance imaging of the elbow. Eur J Radiol 1997 ; 25 : 223-241.

（6） Satake H, Takahara M, Harada M, Maruyama M : Preoperative imaging criteria for unstable osteochondritis dissecans of the capitellum. Clin Orthop Relat Res 2013 ; 471 : 1137-1143.

（7） De Smet AA, Winter TC, Best TM, Bernhardt DT : Dynamic sonography with valgus stress to assess elbow ulnar collateral ligament injury in baseball pitchers. Skeletal Radiol 2002 ; 31 : 671-676.

（8） O'Driscoll SW, Lawton RL, Smith AM : The "moving valgus stress test" for medial collateral ligament tears of the elbow. Am J Sports Med 2005 ; 33 : 231-239.

（9） Fleisig GS, Weber A, Hassell N, Andrews JR : Prevention of elbow injuries in youth baseball pitchers. Curr Sports Med Rep 2009 ; 8 : 250-254.

（10） Bradley JP, Petrie RS : Osteochondritis dissecans of the humeral capitellum. Diagnosis and treatment. Clin Sport Med 2001 ; 20 : 565-590.

（11） Kusumi T, Ishibashi Y, Tsuda E, et al : Osteochondritis dissecans of the elbow : histopathological assessment of the articular cartilage and subchondral bone with emphasis on their damage and repair. Pathol Int 2006 Oct ; 56 : 604-612.

（12） Iwasaki N, Kamishima T, Kato H, et al : A retrospective evaluation of magnetic resonance imaging effectiveness on capitellar osteochondritis dissecans among overhead athletes. Am J Sports Med 2012 Mar; 40 （3）: 624-630. doi : 10.1177/0363546511429258. Epub 2011 Dec 14.

（13） Heywood CS, Benke MT, Brindle K, Fine KM : Correlation of magnetic resonance imaging to arthroscopic findings of stability in juvenile osteochondritis dissecans. Arthroscopy 2011 ; 27 : 194-199.

（14） Takahara M, Ogino T, Takagi M, et al : Natural progression of osteochondritis dissecans of the humeral capitellum : initial observations. Radiology 2000 ; 216 : 207-212.

（15） 岩堀裕介：肘関節内側痛の診断. 臨床スポーツ医学 2012 ; 29 （3）: 245-254.

（16） 戸野塚久紘, 菅谷啓之：内側障害に対する積極的保存療法. 臨床スポーツ医学 2012 ; 29 （3）: 255-260.

（17） Glajchen N, Schwartz ML, Andrews JR, Gladstone J : Avulsion fracture of the sublime tubercle of the ulna : a newly recognized injury in the throwing athlete. AJR Am J Roentgenol 1998 ; 170 :627-628.

（18） Mirowitz SA, London SL : Ulnar collateral ligament injury in baseball pitchers : MR imaging evaluation. Radiology 1992 ; 185 : 573-576.

（19） Sampath SC, Sampath SC, Bredella MA : Magnetic resonance imaging of the elbow : a structured approach. Sports Health 2013 ; 5 : 34-49.

（20） Timmerman LA, Schwartz ML, Andrews JR : Preoperative evaluation of the ulnar collateral ligament by magnetic resonance imaging and computed tomography arthrography. Evaluation in 25 baseball players with surgical confirmation. Am J Sports Med 1994 Jan-Feb ; 22 : 26-31.

（21） SugimotoH, Ohsawa T : Ulnar collateral ligament in the growing elbow : MR imaging of normal development and throwing injuries. Radiology 1994 ; 192 : 417-422.

（22） Ouellette H, Bredella M, Labis J, et al : MR imaging of the elbow in baseball pitchers. Skeletal Radiol 2008; 37 : 115-121.

（23） Furushima K, Itoh Y, Iwabu S, et al : Classification of Olecranon Stress Fractures in Baseball Players. Am J Sports Med 2014 ; 42 : 1343-1351.

（24） Blake JJ, Block JJ, Hannah GA, Kan JH : Unusual stress fracture in an adolescent baseball pitcher affecting the trochlear groove of the olecranon. Pediatr Radiol 2008 ; 38 : 788-790.

（25） Andrews JR : Bony injuries about the elbow in the throwing athlete. Instr Course Lect 1985 ; 34 : 323-331.

（26） Roetert EP, Brody H, Dillman CJ, et al : The biomechanics of tennis elbow. An integrated approach. Clin Sport Med 1995 ; 14 : 47-57.

（27） Schnatz P, Steiner C : Tennis elbow : a biomechanical and therapeutic approach. J Am Osteopath Assoc 1993; 93 : 778, 782-788.

（28） Field LD, Savoie FH : Common elbow injuries in sport. Sports Med 1998 ; 26 : 193-205.

（29） Taylor SA, Hannafin JA : Evaluation and management of elbow tendinopathy. Sports Health 2012 ; 4: 384-393.

（30） Stockard AR : Elbow injuries in golf. J Am Osteopath Assoc 2001 ; 101 : 509-516.

（31） Bayes MC, Wadsworth LT : Upper extremity injuries in golf. Phys Sportsmed 2009 ; 37 : 92-96.

本章后记

肘关节在日常生活中是不会疼痛的

我个人觉得，运动损伤，特别是本章的核心——"棒球肘"，是与日本的国情息息相关的疾病。人平时用两条腿走路，负重的关节，即膝关节、踝关节、髋关节等，在排列不良的背景下，会发生退行性变化。其他关节通常在日常生活中是不负重的，如果发生退行性变化，那么基本是由使用过度（overuse）而引起的。

手的关节病，大多为发生在远指间关节的骨关节炎，与职业因素密切相关。

那么，肘关节是什么样的情况呢？关于职业因素导致关节病的理论并不多。于是大部分情况下，运动中导致肘关节使用过度的"投掷""投球动作"等就是引起关节病的原因了。

小学高年级至初中低年级的学生正处于骨骺线闭合的前后时期，棒球肘在这个时期的学生中的患病率最高。也就是说，这个时期的肘关节过度使用（特别是不恰当的姿势）是造成棒球肘的最主要原因。

那么，为什么无法阻止"挥臂过度"呢？究其原因，我想首先是青少年棒球运动的教练的问题。足球近年比其他运动先引入了许可证制度，由日本足球协会进行管理，该制度强调对孩子们进行公式化指导。但是，棒球运动还没有这样的制度。不仅如此，面向运动教练的各种问卷调查显示，对于"少年棒球教练是否需要足球那样的许可证制度"这个问题，实际上有50%～70%的教练认为"没有必要"。因此，我认为，在青少年棒球运动中，是缺乏医学知识的教练导致了少年棒球运动员的肘关节过度使用，进而损伤了孩子们的肘关节或者肩关节。

少年棒球运动的残酷现状

在执笔本书之际，我对所居住地区的少年棒球运动实况进行了调查，结果令人相当惊讶。各位读者觉得，地区的少年棒球队每年会参加多少场比赛（包括练习赛）呢？事实上最少有 60 场，多的有 100 场（这是练习赛、大赛、学年大赛等所有比赛的合计数字）。这个数字堪比职业棒球锦标赛。但与职业棒球选手不同的是，小学生平时要上学。由于近来重新评估无压力教育的影响，小学生平时基本是不可能参加比赛或者团队训练的（会有地区差异）。因此一般会在周六、周日、节假日的上、下午进行比赛。余下的就是简单的算术问题了，要消化完这些数量的比赛，必须周六、周日连续比赛和（或）同时展开两场比赛。然而在这样一支队伍里面，不会像职业棒球队那样有几个投手和捕手。此时，那些被认为可成为优秀投手或捕手（特别是投手）的孩子就会备受这种疾病的青睐。

在职业棒球联盟中，"肩就是消耗品"已是人尽皆知的事，先发投手的投球数目标准是 100 个。在日本职业棒球界，最近也减少至最多 120 球的程度，完投数目也在逐年减少，中继投手、救援投手的分业制度已完全确立。但是，在少年棒球比赛中，由一个或者两个投手完成先发、完投却被认为是理所当然的。而且，投出好球并不容易，因此 1 局投 30 球、40 球的情况并不罕见。而完投选手在 1 天投 130 ~ 150 球已是半常态。

我想各位读者也能感受到，在这样的状态下，孩子的肘和肩不损伤才怪了。对于我指出的教练医学知识缺乏的问题，大家是不是有些认同呢？

棒球肘不会消失的原因

上述叙述可能会使大家产生这样的疑问，为什么没有监护人去阻止这种指导方法呢？我最初也觉得很不可思议，本来以为只是教练知识不足，他们应该也是希望孩子们能尽量健康地、肘肩不受损伤地成长的。

但在调查过程中我发现，除了上述情况，还有监护人对这种情况也容之忍之的风气。具体表现为，对小学阶段的孩子活跃于比赛喜忧参半，并且基于自己学生时代的经验认为这样的负荷在可接受范围之内。

之所以出现这种情况，我认为是因为在教练－监护人－孩子这个关系当中，有一种容忍"歪曲的等级社会"的社会风气。

日本所谓的"体育会系"，受过去的战斗精神影响颇深。虽然我们这次的关注点是棒球运动，但棒球以外的运动，估计也有类似的情况。虽然这作为今昔比较的社会问题已多次被提出，但我觉得，当今的社会与我学生时代的社会本质上并无变化。我完全没有否定战斗精神的意思，但是我认为这种做法存在很多问题。

运动本来是一件快乐的事情，因为喜欢所以希望擅长，在忘我的享受之中不断进步。可是却因为"歪曲的"社会风气使日本的运动水平，特别是在青少年（少女）运动指导方面，比世界平均水平落后许多。这对于运动爱好者来说是非常遗憾的。这就是为什么我在文章的开头说"棒球肘是'与日本的国情息息相关的'疾病"。

当然，上述调查只是以我居住的地区为中心展开的，我不认为这是全国各地的常态。有的地方可能会比这"好"，但有的地方也可能会"更加严重"。

▼ ▲ ▼

本章大幅记述了棒球肘这个疾病的本质，我希望，在进行运动损伤的诊断时，首先要知道日本运动界特有的背景，在这基础上，还要意识到，这是一个"根深蒂固"的疾病，不但会影响身体的健康，还可能会影响心理的健康。

特别是从事影像诊断者，可能觉得这些与自己的业务没有任何关系，但若我执笔的这本书能够让你从图像上感受到患儿身体及心灵的痛楚，即使只是一点点，并让你在日常诊疗中提起兴趣，那么我的所为就有意义了。

冈本嘉一

参考文献

(1) 岡本嘉一，前原 淳，澤井朱美：野球肘の MRI による検診の試み．第 25 回日本臨床スポーツ医学会 2014 年 11 月（東京）.

(2) 岡本嘉一，南 学，前原 淳ほか：低磁場四肢関節用 MRI を用いた野球肘検診の試み．第 26 回日本骨軟部放射線研究会 2015 年 1 月（東京）.

(3) 野球肘：痛みなくても 4 割に腫れや緩み—少年に多い靭帯異常．毎日新聞 2015 年 4 月 20 日夕刊.

(4) Okamoto Y, Maehara K, Kanahori T, et al: Incidence of elbow injuries in adolescent baseball players: screening by a low field magnetic resonance imaging system specialized for small joints. Jpn J Radiol 2016; 34: 300-306.

第 5 章

神经卡压

通过 MRI 对神经卡压进行影像学诊断时，主要是捕捉该神经所支配的骨骼肌因该神经障碍而出现的信号变化，即主要通过观察"去神经支配（denervation）"的影像学所见。

通过影像学所见进行诊断的方法现在仍然很重要，可以说是标准的诊断方法，但如今 3T MRI 已逐渐被应用于常规诊疗，不仅可以进行这种"间接"诊断，甚至可以直接显示被卡压的神经，这使诊断更加可靠，并且还可以提供准确识别卡压部位等的新信息。

关于去神经支配，各种教科书均有讲解，可以通过以 STIR 为代表的脂肪抑制图像捕捉到的骨骼肌信号增强进行诊断，在此不再赘述。本章讲解内容如下：将神经卡压作为上肢较常出现的"特异性"疾病群，基于将来更高磁场、更高性能的设备应用于临床的可能性，直接显示卡压神经，并根据这种直接影像学所见进行神经卡压诊断。

进行神经卡压的影像学诊断时，诊断的目标神经越靠近末梢，就越要事先预习"神经的走行"。如果是要检查的肘管综合征或者腕管综合征，可以带着一定的预测实施检查，而检查骨间前神经或骨间后神经时，检查者必须事先掌握神经的走行以及从哪里开始、在什么高度分支等内容。

从影像学角度区分血管与神经的关键在于，识别神经内部的神经纤维束（nerve fasciculus）。对于这种呈现为点状结构集簇的神经纤维束，可以采用任何扫描方法进行识别。只要能够鉴别出这种神经纤维束，以此为基础在标准的监控诊断环境下，就比较容易追踪走行至中枢甚至末梢的神经。但是，到了骨间神经层面，如果无法在一定程度上锁定神经卡压部位，以小 FOV、高对比分辨率捕捉目标部位，那么就很有可能无法准确分辨神经与血管。因此，检查前必须事先掌握这些神经的大致走行情况。这就是预习神经走行对于（末梢）神经卡压的影像学诊断如此重要的理由。

冈本嘉一

5.1　神经卡压的诊断方法

对神经卡压进行影像学诊断，特别是 MRI 诊断时，关键是熟悉相应神经的走行，以及更好地显示神经纤维束。但往往很难判断哪个序列最适合显示神经纤维束。并且，对于完整（没有异常）的神经与被卡压的神经，最适合的显示序列是不一样的。

一般来说，T_2 加权像和 T_2^* 加权像可显示神经纤维束的概率更高，有时也会用脂肪抑制像（如 STIR）。被卡压的神经，在 STIR 像中是最容易被捕捉的。原因现在暂时还不清楚，但哪个序列最适合显示神经纤维束是因病例而异的，因此"必须扫描一次才知道"，这就是如今的现状，而且文献方面也没有相关描述。因此，选择时必须网罗各种序列，至少要扫描 T_2 加权像、T_2^* 加权像、STIR 像。

另外，即使是同一型号的设备，不同的参数设置也会使图像所见有所不同，在此不进行过多探讨。本章记载的扫描方法，是以常规的（预设的）扫描方法能观察到的图像所见为基础展开陈述。

短评 5.1　神经卡压影像学诊断的"长"扫描时间

临床上，神经卡压的影像学检查可以说是"与时间的战斗"。患者虽然取仰卧位，但由于线圈的限制等，在检查过程中体位是不自由的。另一方面，扫描的图像越多，花的时间就越多，并且为了达到检查目的，还要缩小 FOV，且需要高信噪比（signal-to-noise ratio，SNR），因此检查自然就是与时间的战斗。

其中的关键就是关于 SNR 与扫描时间相关的参数。与 SNR 和扫描时间相关的参数有很多，如重复时间（repetition time，TR）、FOV、加法计算次数、矩阵大小等，设置这些参数时必须考虑在扫描过程中 SNR 既不会过高也不会过低，而且扫描所用的时间适宜。此外，在检查过程中还必须时刻根据获得的新信息去考虑下一个要扫描的是什么。因此，神经卡压的影像学诊断，特别考验医师乃至相关技术人员的技术能力和团队合作能力。

扫描断层基本应取与上肢的长轴方向垂直的方向,也就是说,轴位面是最合适的断层。然后,以所有序列扫描轴位像开始检查。只要从这些图像中的任意一张明确鉴别出神经(可鉴别神经纤维束)的结构,就以该序列继续扫描冠状位或矢状位等,并进一步利用监控诊断在多个断层追踪神经,找出卡压部位及卡压原因。

图 5.1、图 5.2 分别是正常的腕关节的正中神经和该神经被卡压时应用各个序列所观察到的末梢神经的影像学图像。

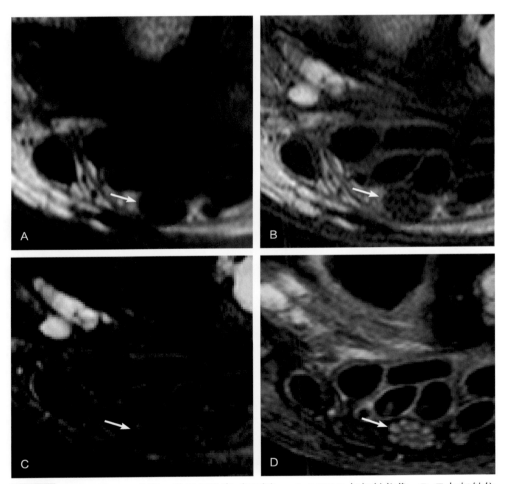

图5.1 患者,男,30多岁,神经纤维束(正常)。A. MRI T_1加权轴位像。B. T_2加权轴位像。C. STIR轴位像。D. T_2*加权轴位像。图A~D 的箭头所指均是腕管层面的正常正中神经(采用腕线圈)。T_1加权像(A)和T_2加权像(B)中,可见神经纤维显示为低信号,并且成束状,结构与血管明显不同。但整体对比度稍差。在STIR像(C)中,神经纤维有点难以鉴别。在T_2*加权像(D)中,神经纤维显示为相当清晰的高信号束,是所有图像中最适于鉴别是否为正常神经纤维的

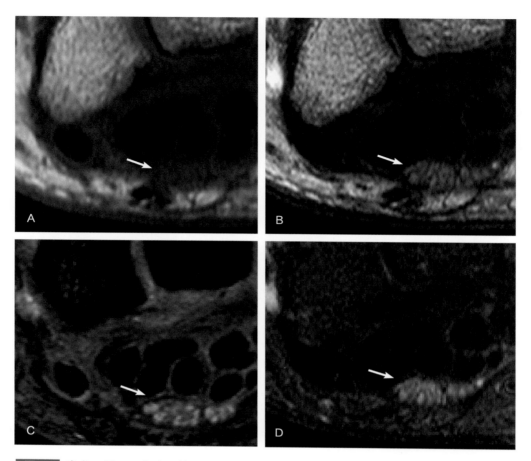

图5.2 患者，男，40多岁，神经纤维束（神经卡压）。A. MRI T$_1$加权轴位像。B. T$_2$加权轴位像。C. STIR 轴位像。D. T$_2$*加权轴位像。神经纤维束与正常像（图 5.1）相比，T$_1$加权像（A）观察起来会有点困难，但还是可以鉴别的。T$_2$加权像（B）中则信号变化明显，呈明显的高信号且肿大，神经纤维的边界也清晰。而STIR像（C）中，信号变化最明显，不仅神经纤维显示清晰，信号也显著增强。T$_2$*加权像（D）也显示为高信号，但由于其本来就是高信号，因此信号本身的变化不易捕捉。T$_2$加权像（B）和STIR像（C）可显示信号变化，而且T$_2$加权像（B）中正常的神经纤维也较易鉴别。T$_2$*加权像（D）显示神经纤维最清晰，信号变化少，是最适于鉴别是否为正常神经纤维的序列。理解每个序列显示神经的特征，对于检查神经卡压具有重要的意义

5.2 肘管综合征

◎临床表现

肘内侧的内上髁后方，有骨性成分突出，其表层被韧带状的 Osborne 韧带等覆盖，骨与软组织形成管状结构，被称为"肘管（cubital tunnel）"（图 5.3）。肘管内部有尺神经走行，该部位的尺神经慢性卡压称为"肘管综合征（cubital tunnel syndrome）"。

肘管内本就狭窄，如果再加上慢性压迫或者牵拉，就很容易发生神经麻痹。造成压迫的原因有很多，如构成肘管的骨的骨赘、韧带肥厚、外伤、肘管内外的神经节等都是高频原因。此外，众所周知，儿童期的骨折导致的肘外翻，有时也会引起迟发性肘管综合征。

尺神经的麻痹症状因麻痹的发展程度不同而异。发病初期，小指和无名指的尺侧有麻痹感。随着麻痹的发展，出现肌肉萎缩，典型病例可见引起爪样畸形、爪形手等。敲击肘内侧后方时，痛感会向指尖扩散，这就是有名的"Tinel 征"。

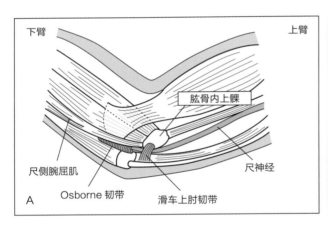
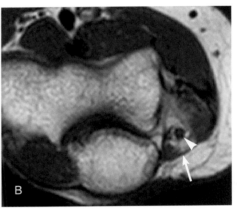

图5.3 **肘管及其周边结构**。A. 肘管及其周围结构示意图。B. MRI T$_1$加权轴位像，内上髁后方有骨性成分突出，其表层被韧带状的Osborne韧带（➡）等覆盖，整体形成管状结构，该部位被称为"肘管"，其内部有尺神经（▶）走行，这是神经卡压的多发部位［图B引自冈本嘉一，西浦康正：肘関節のMRI — 正常構造と疾患．丸毛啓史　編：ここまでわかる！！関節疾患の画像診断．整・災外 2011；54（4 月臨時増刊号）：593.］

◎影像学所见

对肘管综合征进行 MRI 检查，很多时候是为了与颈椎病引起的神经症状或者糖尿病性神经病变等进行鉴别。而且，采用 MRI 可以比较容易地显示尺神经，直接准确地识别神经卡压的部位及卡压的原因（图 5.4）。诊断用的基本断层还是轴位面，应适当增加冠状位或者矢状位的扫描。

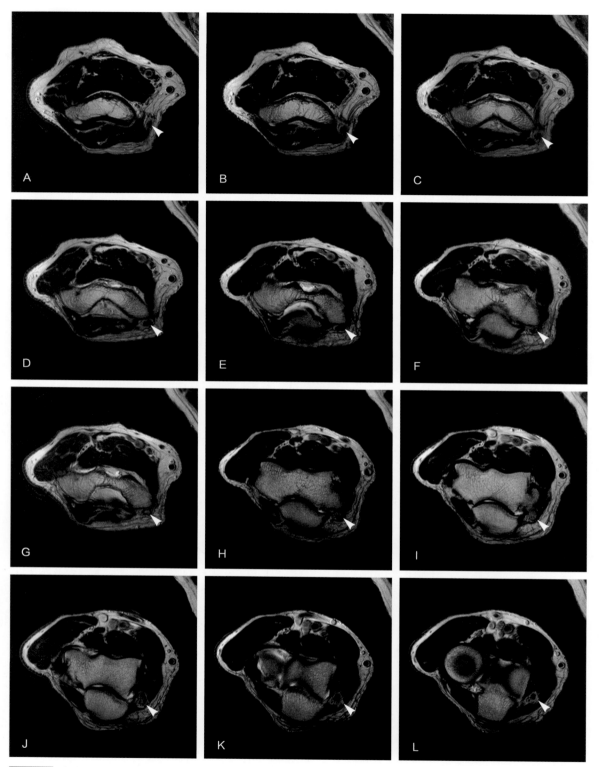

图5.4 患者，男，30多岁，肘管综合征。MRI T$_2$加权轴位像的连续断层。尺神经在内上髁的肘管附近一度平坦，而其近端及远端的神经肿大，可以观察到信号增强（►）

◎**临床表现**

上肢主要有 3 根神经通过,即"正中神经""桡神经"和"尺神经"。骨间前神经是正中神经的分支(图 5.5,5.6)。骨间前神经麻痹(anterior interosseous nerve palsy)在所有上肢神经卡压中的占比不足 1%。如今被认为是压迫性神经病变或者神经炎等,具体原因不明。其症状有肩、腕、肘骤然疼痛,且疼痛 1 ~ 3 日后,手指开始出现明显的运动障碍(骨间后神经麻痹同样如此)。骨间前神经的支配领域是拇长屈肌、示指的指深屈肌等指深屈肌和旋前方肌,因此,骨间前神经麻痹会造成拇指和示指屈曲困难,无法做出"OK"手势,而是会变成"滴泪"手势(tear drop sign)(图 5.7)。

◎**影像学所见**

MRI 检查的主要目的是,在经过触诊等方式已大致明确为肿瘤引起的神经卡压的情况下,细查该肿瘤的位置及性状,以及在临床上已明确某部位有神经病变但原因不明的情况下,细查卡压的原因(图 5.8)。

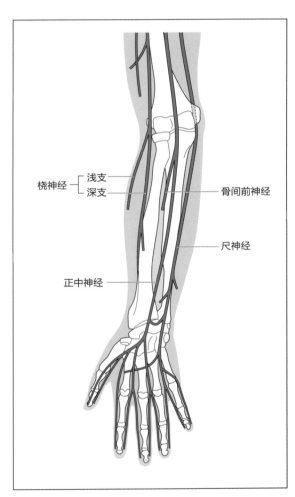

图5.5 正中神经、骨间前神经、尺神经、桡神经的走行。从肘关节周围至前臂,有正中神经、尺神经、桡神经及其分支走行,支配着其周围的骨骼肌的运动和知觉。骨间后神经是正中神经在稍微离开肘关节的位置,贯穿旋前圆肌后的分支。分支延伸向示指、中指的指深屈肌、拇长屈肌等,并继续下行至末梢,支配旋前方肌

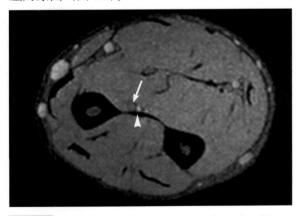

图5.6 患者,男,20多岁,骨间前神经(正常)。MRI T$_2$加权轴位像。箭头所指是骨间前神经。在这个结节状结构的内部,可以辨认的微细的束状结构即神经纤维束。毗连的高信号(►)是血管,也就是说,这是可以将该箭头所指的结构辨别为神经纤维成分而非血管的证据。一旦鉴别出这样的神经结构,就可以通过监视器,多层面观察和追踪神经及其走行

113

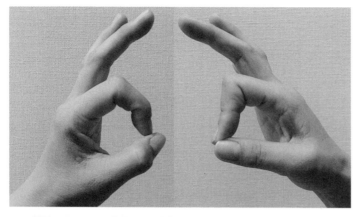

图5.7 **滴泪手势阳性（右手）**。骨间前神经麻痹时，右手会做出"滴泪"手势。这是因为支配拇长屈肌和示指的指深屈肌的骨间前神经有病变，无法做出一个完整的"OK"手势

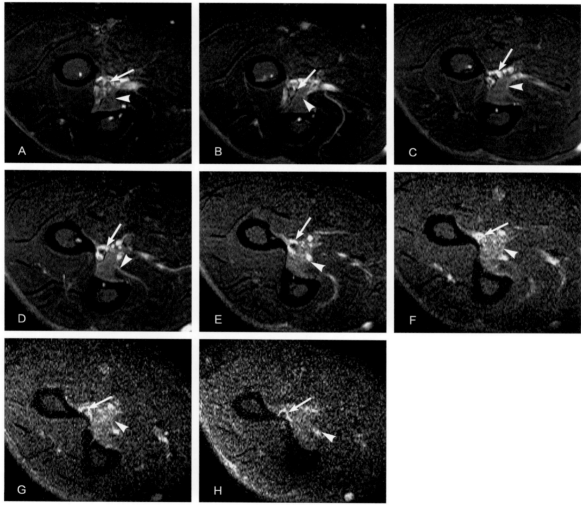

图5.8 **患者，女，50多岁，右骨间前神经麻痹**。MRI STIR 轴位像（从近端至远端的连续断层）。在MRI中，骨间前神经呈螺旋状、多角形，向头、尾方向延伸，其内部信号多样（➡）。其周围的旋前方肌内部有弥漫性高信号（►），呈现去神经支配的影像。神经内部既有低信号的部位也有高信号的部位，周围还有呈现明显高信号的液体状部位。其周围没有肿瘤等结构，但经手术发现，骨间前神经被卡压成两头大、中间细的沙漏样状态

骨间后神经麻痹

◎临床表现

骨间后神经是桡神经深支的分支。桡神经穿过肱桡肌与肱肌之间（桡神经管）向远端走行，分为浅支和深支，深支穿过旋后肌，成为骨间后神经（图5.9）。导致骨间后神经麻痹（posterior interosseous nerve palsy）的原因，除了神经细胞瘤（图5.10）等的肿瘤，还可能是陈旧性骨折（尺骨骨折和桡骨头脱位）等外伤，以及神经炎、使用过度等。

◎影像学所见

MRI扫描的目的是鉴别是否为骨间后神经麻痹。骨间后神经麻痹的症状有拇指至小指的掌指关节自动伸展困难，形成"下垂指（drop finger）"，但皮肤没有感觉障碍。

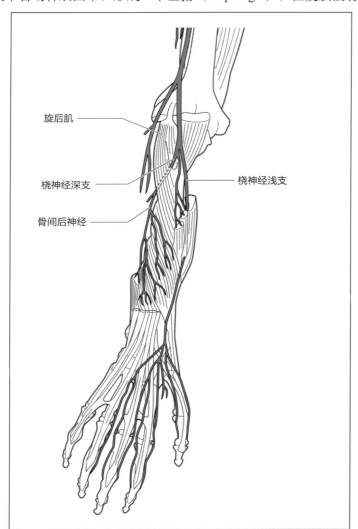

旋后肌

桡神经深支

桡神经浅支

骨间后神经

图5.9 桡神经分支骨间后神经的走行。 桡神经穿过肱桡肌与肱肌之间（桡神经管）向远端走行，分为浅支和深支。深支成为骨间后神经。骨间后神经穿过旋后肌的浅层与深层之间，走行至手腕，支配旋后肌和前臂的伸肌群

第**5**章 神经卡压

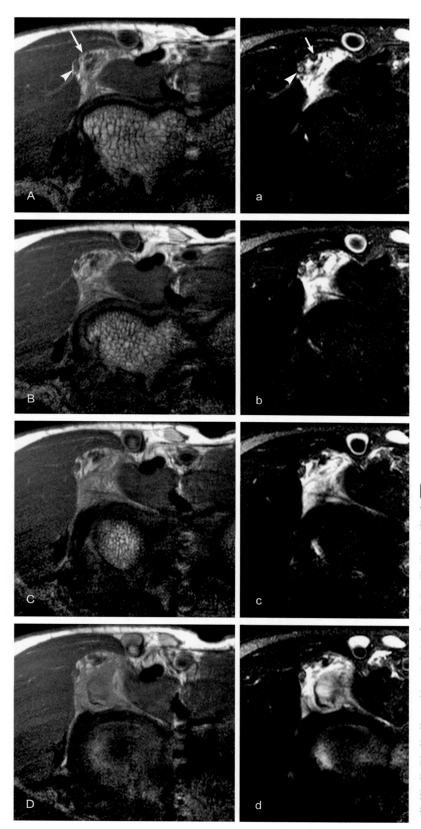

图5.10 患者，女，40多岁，伴随神经节破裂的骨间后神经麻痹。图A～L：MRI 质子密度加权轴位像的连续断层（采用显微线圈）。图a～l：STIR轴位像的连续断层（采用显微线圈）。从桡神经深支延续至骨间后神经（所有图像的►）。浅支为图A、a、f的"➡"所示。旋后肌为图I、J的S所示。从这里（S）伸出的索状结构，是旋后肌腱弓的拱，如图H～J的"➡"所示。骨间后神经被桡骨头前面已破裂的神经节的边缘压着，神经被卡压。卡压部位近端的神经肿大，内部在STIR像中呈高信号。本病例是在充分预习了神经走行的基础上进行扫描检查的，采用显微线圈直接显示被卡压的神经

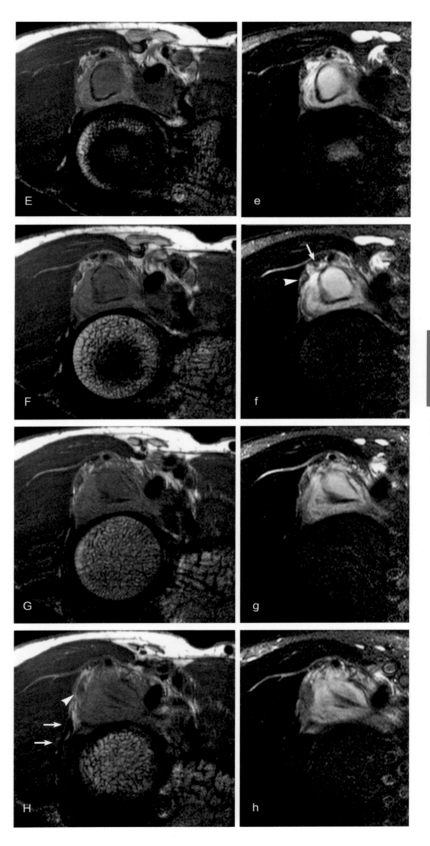

图5.10 续

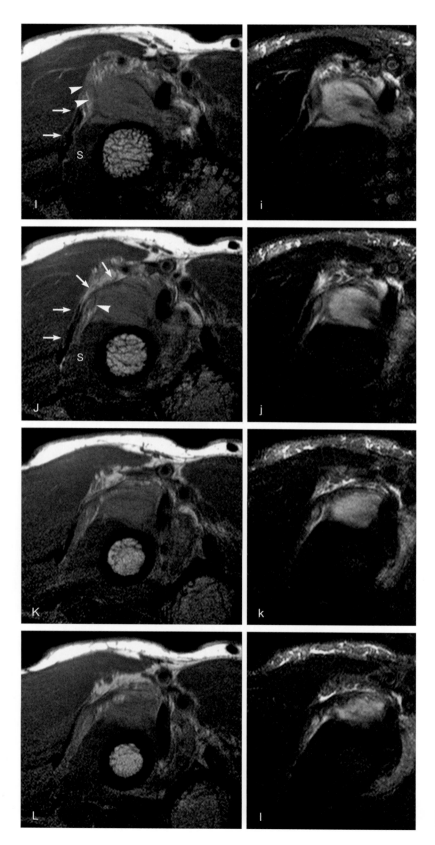

图5.10 续

5.5 腕管综合征

◎**临床表现**

腕管（carpal tunnel）是指由腕骨及覆盖其掌侧的横韧带（屈肌支持带）构成的管状结构（图5.11）。腕管内部被腱鞘覆盖，结缔组织中的 10 条屈肌腱和正中神经由此通过（图 5.12，5.13）。其内的封闭空间的内压升高所引起的正中神经病变称为"腕管综合征（carpal tunnel syndrome）"。

腕管综合征初期，示指、中指会出现麻痹和疼痛；末期，从拇指至无名指的桡侧的 3 根半手指（即正中神经的支配领域）都会麻痹。如果疾病处于急性期，这些症状在黎明时会加剧。在发展病例中，还可见猿样手或者拇指对掌功能障碍。

导致腕管内压上升的原因多种多样，多被称为特发性，除此以外，还可能是肿瘤或者骨折等外伤性变化，以及淀粉样变性病等。

◎**影像学所见**

MRI 检查基本以轴位面为主，追踪正中神经的连续性。正中神经在腕管层面变成扁平状，并且因为受压而近端肿大，这种影像学所见被称为"假性神经瘤（pseudoneuroma）"，很早就被人们所熟知（图 5.14）。在临床上，即使没有导致腕管内压上升的特别因素，正中神经也可能会扁平化，此时腕管内的腱滑膜也多呈弥漫性肥厚（图 5.15）。采用腕线圈等可以比较容易地观察到这种腱滑膜肥厚。

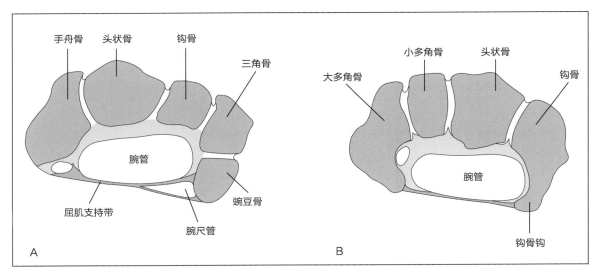

图5.11 腕管的断层示意图。A. 腕管近端的断层。B. 远端的断层。腕管最狭窄的部位是越过远端腕骨中央 1 cm 的部位（左下层面），其截面积不超过 1.6 cm²

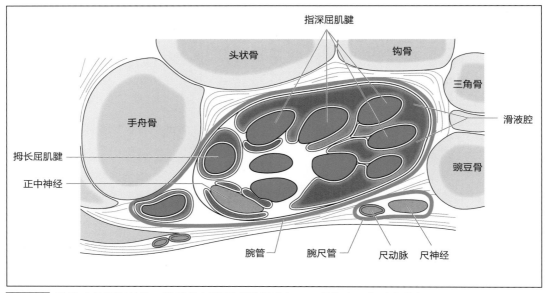

图5.12 腕管内的解剖结构。腕管的屈肌腱群被滑膜包围，整体由骨间膜状的结构固定

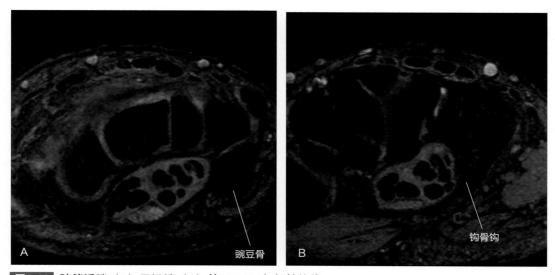

图5.13 腕管近端（A）及远端（B）的MRI T$_2$*加权轴位像

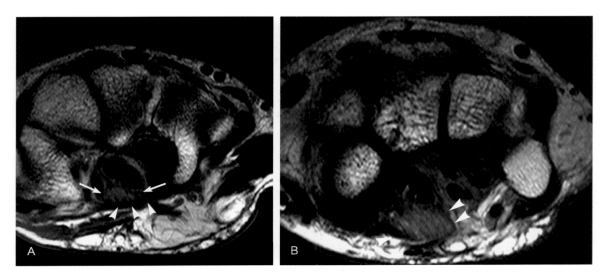

图5.14 患者，女，30多岁，腕管综合征引起的假性神经瘤。A. MRI T₂加权轴位像。B. 更近端部位的MRI T₂加权轴位像。正中神经在腕管内整体呈高信号（A，→），腕管内非常紧密。横韧带也稍微肥厚（A，►）。在其近端，神经进一步肿大，呈蛇头状。这就是所谓的假性神经瘤的影像（A、B，►），是可在MRI观察到的、由神经卡压引起的、具代表性的二次变化

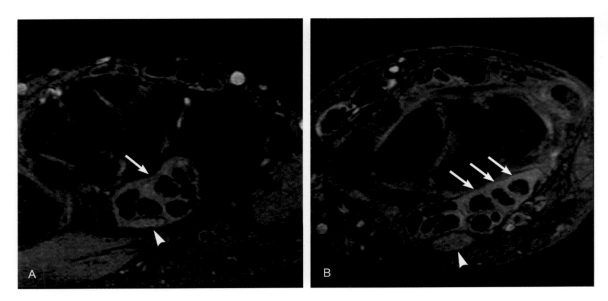

图5.15 患者，女，30多岁，可能因腱滑膜肥厚引起的腕管综合征。A. MRI T₂*加权轴位像。B. 更近端部位的MRI T₂*加权轴位像。在MRI T₂*加权轴位像中，在腕管层面，正中神经明显扁平化（A、B，►）。腕管内在腱周围可见大范围的额外略高信号区域，可能是肥厚的腱滑膜（A、B，→）。特别是第三指深屈肌腱周围可见显著的滑膜肥厚。虽然腕管内部没有肿瘤等，但腱滑膜整体肥厚，使腕管内显得紧密。临床上怀疑是腕管综合征，该腱滑膜的弥漫性肥厚被认为是导致内压上升的原因

5.6 腕尺管综合征

◎**临床表现**

在与腕管几乎相同的层面上，尺神经通过的结构被称为腕尺管（ulnar tunnel）。尺神经与尺动、静脉沿手腕的尺侧走行，穿过位于尺侧小鱼际肌的腕部的腕尺管。腕尺管周围被屈肌支持带和尺侧腕屈肌包围，因各种原因被压迫或者卡压可导致腕尺管综合征（carpal ulnar tunnel syndrome）。

神经细胞瘤（图 5.16）、桡骨远端骨折、钩骨钩骨折及周围软组织肥厚等外伤，握钳子等工具的动作，以及长时间使用电钻、长时间骑自行车等，都容易导致腕尺管综合征。有时尺动脉的动脉瘤也会引起腕尺管综合征（图 5.17）。MRI 扫描多是为了细查疾病的器质性原因。

尺神经支配小指和无名指的尺侧 1/2 的掌背侧感觉和前臂的尺侧感觉等，因此患腕尺管综合征时，会出现鱼际肌以外的内收肌萎缩和爪样畸形（爪形手）。根据腕尺管内神经压迫部位的不同，有时会出现感觉、痛觉等神经的不同症状。

◎**影像学所见**

观察腕尺管时，与腕管综合征一样，轴位面更合适。在解剖学上相当于腕尺管位置的连续断层上，可以观察到在该部位走行的尺神经、损害尺神经的结构，以及尺动、静脉等的情况。众所周知，尺神经在腕尺管的远端分为浅支和深支，若是动脉瘤等疾病导致的，有时候只有感觉神经出现临床症状（图 5.17）。

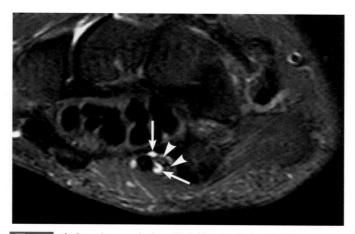

图5.16 患者，女，20多岁，微小神经细胞瘤引起的腕尺管综合征。MRI 脂肪抑制质子密度加权轴位像。在腕尺管附近，尺神经被小叶状的微小囊泡（►）包围，尺神经局部明显被压迫变形（➡）。为了找出尺神经麻痹的原因而进行了MRI检查。推断是该微小神经细胞瘤导致尺神经受压而引起的腕尺管综合征

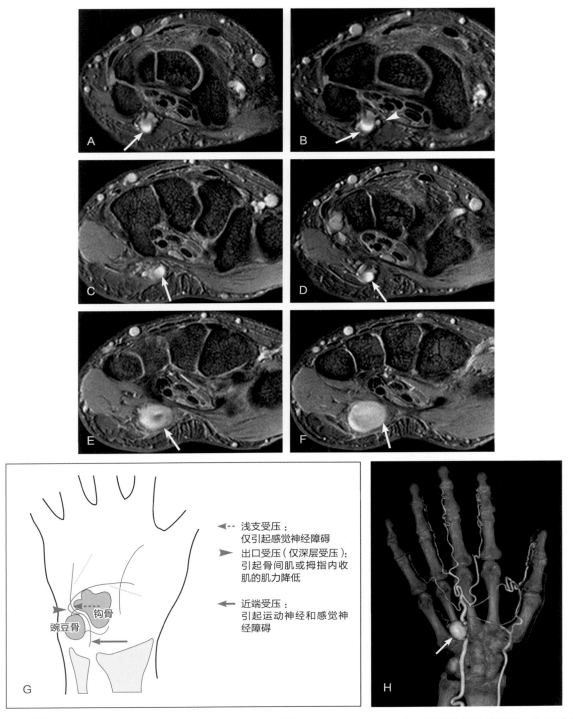

图5.17　患者，男，60多岁，尺动脉瘤引起的腕尺管综合征。A～F：MRI T_2^*加权轴位像的连续断层。G. CT血管造影冠状位像。H. 腕尺管综合征的图解。患者2个月前手被撞后，无名指和小指出现麻痹，但未出现肌力下降，临床图像所见提示仅尺神经感觉支有障碍。在MRI和CT中，在腕骨远端更远的位置可见尺动脉瘤（A～H，→）。MRI显示尺神经在动脉瘤的根部附近受压（B，►）。尺神经（G，→）在腕尺管远端分叉为浅支（感觉神经：G，►）和深支（运动神经：G，-►），因此，如本病例所示，有时仅感觉神经出现临床症状

参考文献

（1） Sinha S, Pinder RM, Majumder S: The largest reported epineural ganglion of the ulnar nerve causing cubital tunnel syndrome: case report and review of the literature. J Plast Reconstr Aesthet Surg 2013; 66: e23-25.

（2） Kato H, Hirayama T, Minami A, et al: Cubital tunnel syndrome associated with medial elbow Ganglia and osteoarthritis of the elbow. J Bone Joint Surg Am 2002; 84-A（8）: 1413-1419.

（3） Karatas A, Apaydin N, Uz A, et al: Regional anatomic structures of the elbow that may potentially compress the ulnar nerve. J Shoulder Elbow Surg 2009; 18: 627-631.

（4） James J, Sutton LG, Werner FW, et al: Morphology of the cubital tunnel: an anatomical and biomechanical study with implications for treatment of ulnar nerve compression. J Hand Surg Am 2011; 36: 1988-1995.

（5） Di Rocco F, Doglietto F, Tufo T, et al: Posttraumatic immobilization in flexion of a congenital valgus elbow and cubital tunnel syndrome-case report. Surg Neurol 2009; 71: 709-712.

（6） Berger RA, Weiss APC（eds）: Hand Surgery. Philadelphia: Lippincott Williams & Wilkins, 2004.

（7） Schollen W, Degreef I, De Smet L: Kiloh-Nevin syndrome: a compression neuropathy or brachial plexus neuritis ? Acta Orthop Belg 2007; 73: 315-318.

（8） Li H, Cai QX, Shen PQ, et al: Posterior interosseous nerve entrapment after Monteggia fracture-dislocation in children. Chin J Traumatol 2013; 16: 131-135.

（9） Bak K, Tørholm C: [Supinator syndrome: Entrapment of the posterior interosseous nerve]. Ugeskr Laeger 1996; 158: 919-921.

（10） Furuta T, Okamoto Y, Tohno E, et al: Magnetic resonance microscopy imaging of posterior interosseous nerve palsy. Jpn J Radiol 2009; 27: 41-44.

（11） Allagui M, Maghrebi S, Touati B, et al: Posterior interosseous nerve syndrome due to intramuscular lipoma. Eur Orthop Traumatol 2014; 5: 75-79.

（12） Nakamichi K, Tachibana S: Ultrasonographic findings in isolated neuritis of the posterior interosseous nerve: comparison with normal findings. J Ultrasound Med 2007; 26: 683-687.

（13） Yalcinkaya M, Akman YE, Bagatur AE: Unilateral carpal tunnel syndrome caused by an occult ganglion in the carpal tunnel: a report of two cases. Case Rep Orthop 2014; 2014: 589021.

（14） Shimizu A, Ikeda M, Kobayashi Y, et al: Carpal tunnel syndrome caused by a ganglion in the carpal tunnel with an atypical type of palsy: a case report. Hand Surg 2011; 16: 339-341.

（15） Mascitelli JR, Halpern CH, Dolinskas CA, et al: Carpal tunnel syndrome secondary to an osteophyte of the trapezium. J Clin Neurosci 2011; 18: 1558-1559.

（16） Pardal-Fernández JM: [Bilateral tarsal tunnel syndrome due to synovitis. Combined diagnostic contribution made by ultrasound and electrophysiology]．Rev Neurol 2013; 56: 124-125.

（17） Ten Cate DF, Glaser N, Luime JJ, et al: A comparison between ultrasonographic, surgical and histological assessment of tenosynovits in a cohort of idiopathic carpal tunnel syndrome patients. Clin Rheumatol 2014 Jun 24.

（18） 望月隆弘，三戸部倫大，三船尚子，高橋元洋：透析アミロイドーシス早期診断における手根骨 MRI の有用性．日腎会誌 1999; 41（1）: 14-20.

（19） Uchiyama S, Itsubo T, Yasutomi T, et al: Quantitative MRI of the wrist and nerve conduction studies in patients with idiopathic carpal tunnel syndrome. J Neurol Neurosurg Psychiatry 2005; 76: 1103-1108.

（20） Kwak KW, Kim MS, Chang CH, et al: Ulnar Nerve Compression in Guyon's Canal by Ganglion Cyst. J Korean Neurosurg Soc 2011; 49: 139.

（21） Stocker RL, Kosak D: ［Compression of the ulnar nerve at Guyon's canal caused by a pseudoaneurysm of the ulnar artery following trauma］．Handchir Mikrochir Plast Chir 2012; 44: 51-54.

第 6 章

外 伤

骨关节外伤的影像学诊断，首先从普通 X 线摄片开始，有时仅靠普通 X 线摄片就可以进行观察、诊断和治疗。即使是在 CT 或 MRI 已经很常用的现在，普通 X 线摄片在诊断骨关节外伤这一领域仍然起着很大的作用。对于急性期外伤，放射科医师从一开始就参与诊断的概率并不太高。只有在普通 X 线摄片难以诊断时，才会委托放射科医师进行 CT、MRI 扫描，而放射科医师也是从该时刻起参与诊断。CT、MRI 扫描得到的是断层图像，可以详细地进行评价，但普通 X 线摄片有时更容易捕捉到异常。本章基于有可能进行 CT、MRI 扫描的外伤展开，在多个病例中也提供了普通 X 线摄片。

以普通 X 线摄片进行外伤诊断时，基本事项包括：①务必拍摄两个互相垂直的方向的图像（图 6.1）；②须确认整个拍摄范围；③有时候斜位像很有用（图 6.2）；④应与诊察所见（压痛部位等）进行对比；⑤骨折急性期骨片没有移位时很难诊断。

诊断腕关节外伤时，CT 的作用很大。腕骨形状复杂，在普通 X 线摄片中会重叠，因而很难显示异常的影像。怀疑存在骨折、脱位时必须进行细查（图 6.2）。作为术前检查，CT 可以提供有关排列、骨折线与关节面的关系、骨片移位、关节内骨片等的重要信息。扫描时为了避免与躯干重叠，减少伪影和辐射，应让受检者尽量将手举到头顶（俯卧位较稳定）进行扫描，如果无法做到这个体位，可将手放在躯干旁进行检查。扫描时，为了能够获得自由角度的多平面重建（multiplanar reconstruction，MPR）图像，最好以最小的层厚采集数据。重建图像时从腕关节开始，以手的中轴为轴，制作3个方向（轴位面、冠状面、矢状面）的图像，以便对骨的形状、排列、关节面等进行评价。对骨的形态不熟悉时，检查过程中必须将解剖图册放在旁边，事先将正常图像保存为示教文件也是一个比较有效的方法。此外，不仅须制作骨的重建图像，还须制作软组织的重建图像，以便对软组织的变化或者关节囊的肿胀（血肿）等进行评价。容积重建图像（volume rendering，VR）有助于对病变的立体掌握。

上肢骨折多是因摔倒时手撑地而受伤，不同年龄时其容易骨折的部位也不一样（专栏6.1）。认识各种骨折的形态是诊断的有力手段，因此，如果可以事先了解诊断时就会很方便。

橘川 薰

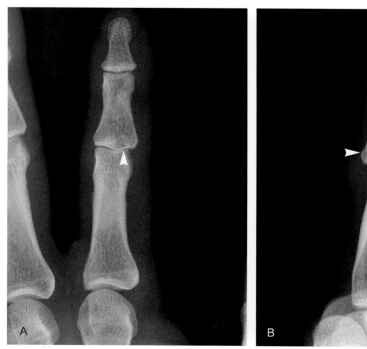
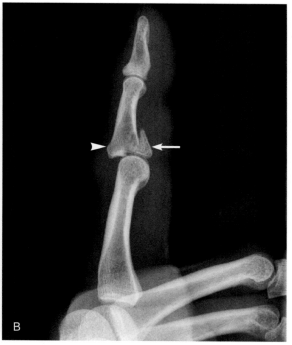

图6.1 **患者，男，40多岁，示指中节指骨基部脱位骨折**。A. 普通X线摄片正面像，示指的近指间关节的关节腔在桡侧变得狭小（►），其他异常并不清楚。B. 普通X线摄片侧面像，中节指骨基部掌侧有三角形的骨碎片（➜），背侧的骨碎片已向指背侧移位（►）。周围软组织肿胀

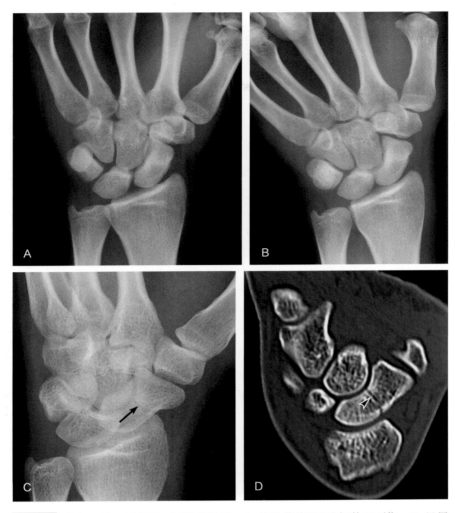

图6.2 患者，男，20多岁，手舟骨骨折。A. 腕关节普通X线摄片正面像。B. 尺屈位正面像。C. 斜位像。D. CT、MPR斜冠状位像。在普通X线摄片正面像（A）、尺屈位正面像（B）中，无法观察到异常。手舟骨在尺屈位像中更容易观察到。在斜位像（C）中手舟骨腰部疑似有骨折线（→）。经CT检查（D）诊断为骨折（►）

专栏 **6.1** 摔倒手撑地时的骨折

不同的年龄，骨折的好发部位不一样。

- 5 岁以下　　　　肱骨髁上骨折
- 5 ~ 10 岁　　　　桡骨远端干骺端横向骨折
- 10 ~ 16 岁　　　桡骨远端骨骺脱离
- 15 ~ 35 岁　　　手舟骨骨折等腕骨骨折
- 40 岁 ~ 成人　　桡骨或尺骨远端骨折
- 70 岁以上　　　肱骨近端骨折（外科颈骨折）

6.1 外伤时 MRI 的作用

急性期骨折时，一旦骨折部位产生骨皮质或骨小梁断裂，就会同时出血。这种出血、水肿会扩散至骨折部位及其周围，在 STIR 像或脂肪抑制 T_2 加权像中可见高信号区域。细查骨折时，先拍摄普通 X 线片，当明确是骨折后很少以 MRI 细查骨折本身。外伤后即使普通 X 线摄片未见异常，但若患者有自发痛、压痛，则应进行 MRI 扫描。这种情况下，应至少拍摄两个方向的 STIR 像或脂肪抑制 T_2 加权像、脂肪抑制质子密度加权像。手作为拍摄对象来说是比较小的，与空气接触的部分较大。为了得到均一的脂肪抑制，经常采用 STIR 像。也可以增加扫描容易掌握解剖结构的 T_1 加权像，以确认骨折线的扩展区域。

为细查韧带或腱断裂等软组织损伤而进行 MRI 扫描时，是否熟悉正常的解剖结构，在检查前能否确定拍摄范围和方向，都会直接影响检查的成败。建议将与韧带、腱的走行方向垂直的断层（短轴像）和平行的断层（长轴像）结合起来扫描。至于扫描序列，质子密度加权像或 T_2^* 加权像、STIR 像等均有用。T_2 加权像会使积液与水肿的软组织形成对比，并且容易掌握解剖结构，所以检查时最好增加扫描至少一个方向的 T_2 加权像。对于肘关节的急性期损伤，有时候由于整形外科已对其进行了处理，因此检查时肘关节通常已被固定在屈曲位。这种情况下应与受检者协商，在可能的范围内以伸展位扫描，缩短扫描时间，同时也使扫描图像的解剖结构更容易理解。

6.2 肘关节脱位

◎ 解剖及临床表现

肘关节由肱桡关节、肱尺关节、桡尺近侧关节构成。肘关节在伸展位时，鹰嘴嵌入肱骨的鹰嘴窝内，在屈曲位时尺骨冠突嵌入冠突窝内。冠突是保持肘关节稳定的重要结构。

在成人的大关节脱位中，最容易发生的是肩关节脱位，其次是肘关节脱位 (dislocations of the elbow)。儿童则以肘关节脱位最多。通常是过度伸展损伤，摔倒时如果肘关节在伸展位并以手撑地，鹰嘴就会被夹在鹰嘴窝内，形成"撬杠"，造成脱位（图 6.3）。其中，桡尺骨脱离肱骨向后方或后方外侧脱位的病例占儿童肘关节脱位的 85% ~ 90%，经常合并肱骨内上髁、桡骨头、尺骨冠突、鹰嘴、肱骨小头等的骨折。过度伸展损伤有时还伴有桡骨远端骨折或腕骨骨折。骨碎片有时会成为游离体进入关节腔，成人多为冠突的骨碎片，而儿童则多为内上髁的骨骺碎片。如果合并尺侧副韧带损伤，还会引发后外侧旋转不稳定的症状，应考虑行外科治疗。

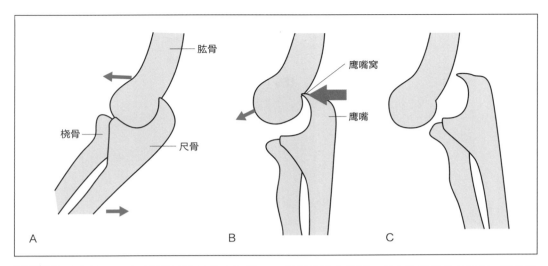

图6.3 过度伸展所致肘关节脱位的发生机制。A. 肘关节过度伸展，产生使桡尺骨向后方、肱骨向前方的作用力（蓝箭头）。B. 鹰嘴如"撬杠"一样挤压鹰嘴窝，将肱骨推向前方远端（灰箭头）。C. 脱位的桡尺骨向后方移位

◎影像学所见

进行普通 X 线摄片时，应确认肱桡关节、肱尺关节的相对排列关系。急性期有时会看到关节囊肿胀。

CT 对于检查骨折部位的扩展、找出关节内的骨碎片是必需的。

应用 MRI 冠状面、矢状面的 T_1 加权像、STIR 像、冠状面 T_2* 加权像可对骨折、骨挫伤以及前臂伸肌的总腱、前臂屈肌的总腱、内侧及外侧的侧副韧带的损伤进行细查。缺少肘关节脱位的临床信息时，可以从骨髓水肿的分布推测脱位病史（图 6.4，6.5）。

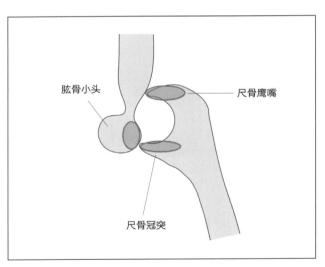

图6.4 肘关节后方脱位时的骨挫伤部位。过度伸展引起脱位时，肱骨小头后部、尺骨鹰嘴、尺骨冠突互相撞击产生骨折或骨挫伤（⬮）

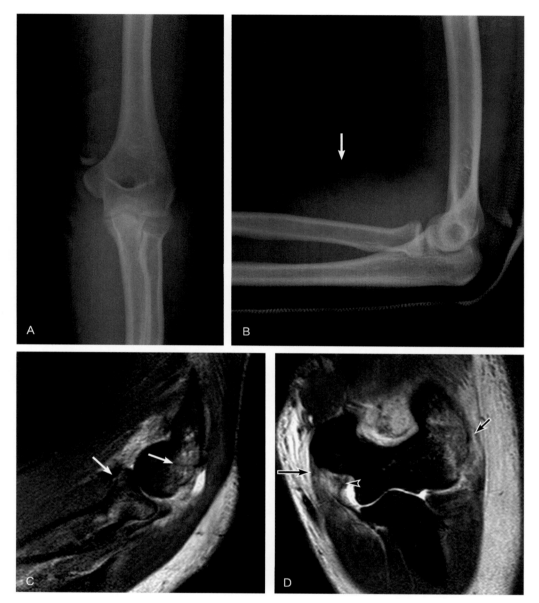

图6.5 患儿，男，17岁，肘关节脱位。在普通X线摄片（微屈曲位）正面像（A）及侧面像（B）中，肘关节的脱位并不明确。前臂近端屈侧可见软组织肿胀（B，➡）。C. MRI STIR矢状位像，肱骨小头后方、桡骨头处可见高信号区域（➡），考虑是骨挫伤。D. STIR 冠状位像，可见内侧的侧副韧带（▶）、屈肌总腱起点（大箭头）、伸肌总腱起点（小箭头）的损伤。根据骨挫伤发生的部位，推测是肘关节脱位后的状态

短评 6.1   有助理解手外伤的解剖知识

- 腕关节连接前臂和手，由桡骨、尺骨和 8 块腕骨（手舟骨、月骨、三角骨、豌豆骨、大多角骨、小多角骨、头状骨、钩骨）构成，是一个由桡腕关节、腕骨间关节、豆三角关节和桡尺远侧关节组成的复合关节。远排腕骨与 5 块掌骨形成关节。

- 除了豌豆骨，近端的手舟骨、月骨、三角骨形成近排腕骨，远端的大多角骨、小多角骨、头状骨、钩骨形成远排腕骨。豌豆骨作为尺侧腕屈肌腱的籽骨发挥作用，不在两排腕骨中（图 A）。

- 腕中关节位于近排腕骨与远排腕骨之间，腕骨间关节是由毗邻的腕骨构成的关节。

- 使腕关节运动的主要肌肉有桡侧腕长 / 短伸肌、尺侧腕伸肌、桡侧腕屈肌等，这些肌肉均不是止于腕骨，而是止于掌骨底。尺侧腕屈肌止于豌豆骨，但其力量被传递至豆掌韧带，达至第五掌骨底。腕关节运动时，掌骨产生的力通过与之紧密结合的韧带传递至远排腕骨，并进一步传递至近排腕骨。远排腕骨的运动与掌骨相同，而近排腕骨在远排腕骨与桡骨远端之间被动运动。因此，近排腕骨又被称为嵌入部分（intercalated segment）。

- 手舟骨属于近排腕骨，但在功能上有连接近排腕骨和远排腕骨的作用。腕关节背伸时，手舟骨远端向背侧移动，近端向掌侧移动，屈曲时则反向移动。

- 腕关节的韧带可分为内韧带（连接腕骨之间）和外韧带（连接前臂骨和腕骨）。

- 囊内韧带中，掌侧韧带是强韧的。位于浅层的桡舟头韧带从桡骨远端的桡掌侧边缘伸向尺侧末梢，穿过手舟骨腰部的掌侧附着于头状骨。手舟骨在该韧带之上，腕关节背伸时手舟骨向背侧旋转，屈曲时向掌侧旋转。长桡月韧带比桡舟头韧带更靠近近端。长桡月韧带与桡舟头韧带的间隙是掌侧韧带最脆弱的部位，被称为"Poirier 间隙"（图 B）。

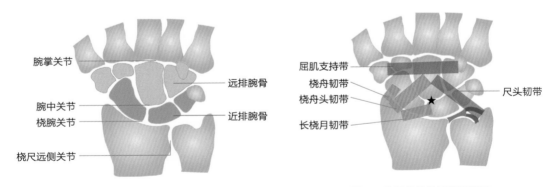

图 A 腕关节的骨骼构成   图 B 腕关节的掌侧浅层韧带

桡腕韧带属于囊内韧带，维持着桡腕关节的稳定。属于掌侧韧带的桡舟韧带、桡舟头韧带、长桡月韧带可防止腕骨向尺侧移位。掌的尺侧有尺头韧带。★为Poirier间隙，是掌侧韧带的脆弱部位。

6.3 手舟骨骨折

◎ 解剖及临床表现

　　手舟骨是腕骨中最大的骨，腕骨远端有大多角骨、小多角骨、头状骨及钩骨，近端有桡骨远端，尺侧有月骨和关节。手舟骨分为远端（含结节）、中央（腰部）和近端（图6.6）。手舟骨的血流在远端从结节流入。血流主要从腰部的前外侧流入，有时较近端也会有血流流入。

　　手舟骨骨折（fractures of the scaphoid）多发于 15～40 岁人群，60 岁以上者较少发。腰部骨折占了手舟骨骨折的 70%～80%。在腕关节背屈且肘伸展的状态下摔倒并以手撑地会造成手舟骨受伤。手舟骨远端为远排腕骨，近端为近排腕骨和关节，手舟骨起连接两排腕骨的作用。过度伸展时，处于手舟骨远端与近端之间的腰部会受到屈曲力的作用。并且，手舟骨腰部掌侧的桡舟头韧带也会紧张，造成压力。由于桡骨远端背侧的骨皮质包裹着月骨并与手舟骨腰部相连，因此体重可以从桡骨传到手舟骨腰部从而引起骨折（图6.6）。临床上主诉有腕背桡侧窝压痛或肿胀（图6.7）。

　　远端血流多，即使发生骨折也会很快闭合；而腰部的骨折，则会因血流与骨折线的位置关系而使骨折的闭合时间发生变化。若骨折线离主要血管远，则预后良好；若离主要血管近则会延迟闭合或形成假关节，有时甚至会引起近端骨片坏死。

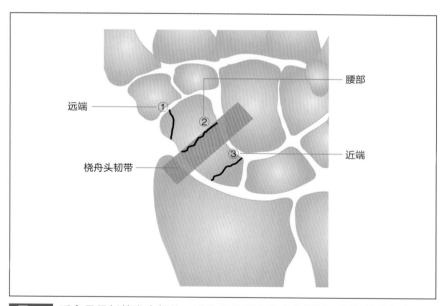

图6.6 **手舟骨骨折的发生部位**。手舟骨骨折多发生在腰部。腰部的掌侧有桡舟头韧带。近端③骨折，发生骨片坏死的风险比远端高

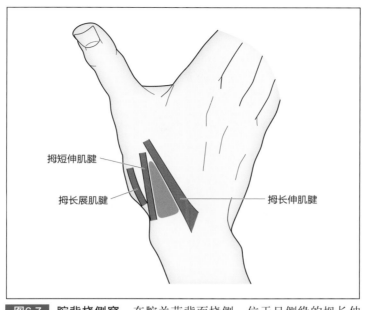

图6.7 **腕背桡侧窝**。在腕关节背面桡侧，位于尺侧缘的拇长伸肌腱与位于桡侧缘的拇短伸肌腱和拇长展肌腱形成一个三角形的凹窝，其底部（深部）是手舟骨和大多角骨。手舟骨骨折时会有肿胀或压痛

拇短伸肌腱

拇长展肌腱

拇长伸肌腱

◎影像学所见

在普通 X 线摄片尺屈位正面像中可见手舟骨的最长轴，比较容易进行评价（图 6.2）。手舟骨骨折如果没有发生移位，在急性期单纯以普通 X 线摄片较难诊断。骨折 10～14 日后拍摄的普通 X 线片显示，骨折线周围脱钙，此时就很容易找到骨折线。为了及早诊断，应进行 CT、MRI 扫描。CT 可重建出能显示手舟骨长轴的斜冠状面、斜矢状面，并进行观察（图 6.8）。除急性期外，陈旧性骨折还要观察骨折部有无愈合（骨皮质、骨髓的连续性）、移位情况、有无沿着残存的骨折线发生的硬化性改变、骨折部位有无形成囊肿等。如果骨折都没有愈合、骨折线有硬化或者囊肿形成，大多不能期待之后会愈合，必须考虑手术治疗。CT 适用于手术后细查骨愈合的情况（图 6.9）。MRI 则适用于细查急性期有无骨折以及检查骨坏死，采用冠状面、矢状面比较容易判断。近端骨片有无骨坏死是制订治疗方案时需考虑的关键，但其诊断存在困难。在普通 X 线摄片或 CT 检查中，如果骨片有硬化且被压垮，就可判断为骨坏死。在非造影 MRI 的骨坏死诊断报告中，如果以 T_1 加权像中的近端骨片低信号为基准，则诊断灵敏度为 36%～70%，准确度为 54%～79%，而 STIR 脂肪抑制 T_2 加权像的信号变化不能作为评价指标（图 6.10）。以造影 MRI 判断骨坏死的诊断能力并不高，但有时可看到坏死的骨出现造影效果。而且，即使没有造影效果，只要存在骨髓脂肪信号，就可以判断不是骨坏死。有报道称，动态 MRI 的灵敏度、特异度、准确度，根据两篇不同的报道，分别是 67%、86%、80% 和 54%、93%、75%。判断骨片有无坏死时，即使配合进行造影动态 MRI 扫描，也不能使诊断的准确度有所改善。

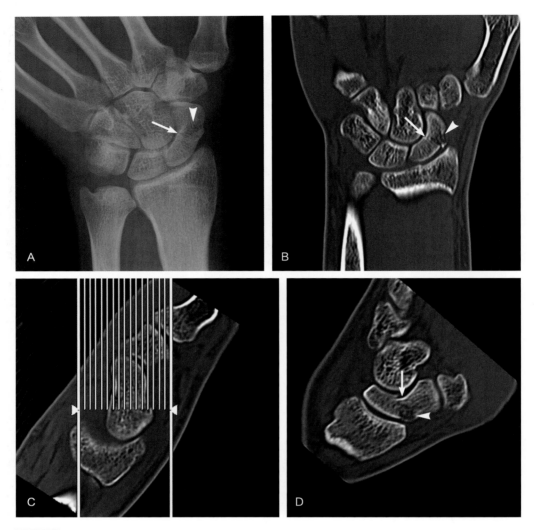

图6.8 **手舟骨骨折的CT重建图像**。A. 普通X线摄片尺屈位正面像，可见手舟骨腰部的骨折线（→），骨折周围有透亮像（▶）。B. 在CT MPR冠状位像中也可见骨折，但骨折线整体并不清晰（→），远端骨片疑似有低吸收区（▶）。C. 显示的是为对准手舟骨长轴进行CT斜冠状位扫描而进行对位。D. 在CT MPR斜冠状位像中，腰部的骨折和远端骨片的轻微移位（→）、骨折部位远端形成的囊肿均清晰可见（▶）

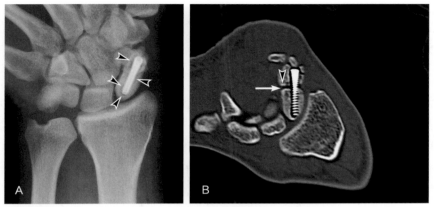

图6.9 患儿，男，10多岁，手舟骨骨折固定术后骨闭合不全。A. 普通X线摄片尺屈位正面像，可见手舟骨插有螺钉，周围呈透亮像（▶），提示松弛。B. CT MPR斜冠状位像，可见腰部有骨折（→），沿骨折线可见硬化边（▶），提示骨没有愈合

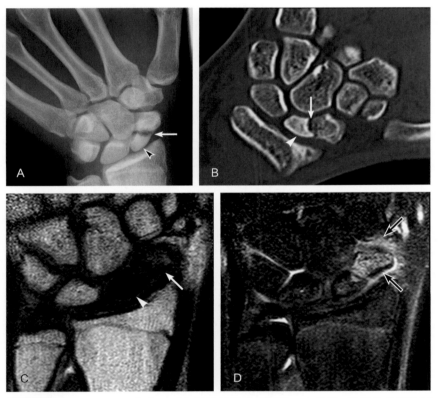

图6.10 患儿，男，10多岁，手舟骨骨折伴骨片坏死。在普通X线摄片尺屈位正面像（A）、CT MPR冠状位像（B）中，可见手舟骨腰部骨折（A、B，→），近端骨片的硬化性改变（A、B，▶），骨没有愈合。在MRI T_1加权像（C）中，近端骨片呈明显的低信号（▶），远端骨片的信号也降低（→）。在STIR冠状位像（D）中，可见远端骨片及周围的软组织有水肿（→），近端骨片基本看不到，提示近端骨片坏死

6.4 三角骨骨折和钩骨骨折

诊断腕骨骨折时，由于骨的形状复杂且互相重叠，因此在普通 X 线片中大多很难判断。有时候即使可见骨片，也不知道它从何而来。在普通 X 线片中找不到骨折损伤时，选择 CT 检查比较好。虽然 MRI 也可以有效地查出骨髓水肿，但 CT 还有很多独特的优点，例如，①空间分辨率高；②可以自由重建断面并进行观察；③很多设施做 CT 比做 MRI 更方便；④存在骨折时可以确认小骨碎片的位置等。

三角骨骨折（fractures of the triquetrum）在腕骨骨折中的发生率仅次于手舟骨骨折。发生频率较多的受伤模式是腕关节在伸展位时因尺屈位的外力作用，尺骨茎突撞向三角骨手背侧，引起剪切骨折（图 6.11）。临床上主诉为腕关节的背面尺侧压痛。此时单凭普通 X 线摄片正面像是无法诊断的，因此必须以侧面像检查近排腕骨背侧的骨片和软组织肿胀，通过 CT 可以确认骨折的部位、骨片的位置（图 6.12）。

钩骨骨折（fractures of the hamate）分为钩骨骨干骨折和钩骨钩骨折两种类型，其中钩骨钩骨折是由小鱼际的直接碰撞引起的，作为球拍类运动或棒球、高尔夫球运动引起的外伤而被人们所熟知。以普通 X 线摄片（正面像、侧面像）极难检出，很多时候会使诊断被拖延数月。临床上怀疑钩骨钩骨折时，可对腕管进行普通 X 线扫描，此时有可能检出骨折线，但要确诊还是通过 CT 较好。有时普通 X 线摄片无法检出异常，但患者主诉疼痛依旧，此时应扫描 MRI。根据骨折部位的 STIR 像中观察到反映水肿的高信号区可很容易诊断（图 6.13）。

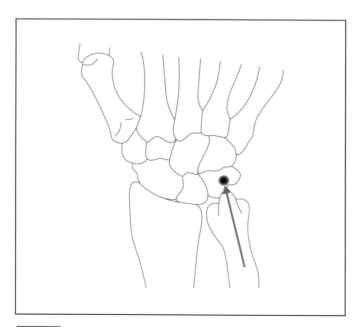

图6.11 三角骨骨折的发生机制。腕关节尺屈位、过度伸展使尺骨茎突撞击三角骨背侧引起剪切骨折（➔）

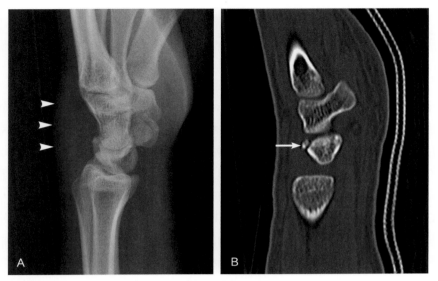

图6.12 患者，男，20多岁，三角骨骨折。A. 普通X线摄片侧面像，腕骨层面的背侧软组织肿胀（►）。B. CT MPR矢状位像，三角骨的背侧可见小骨片（➞）

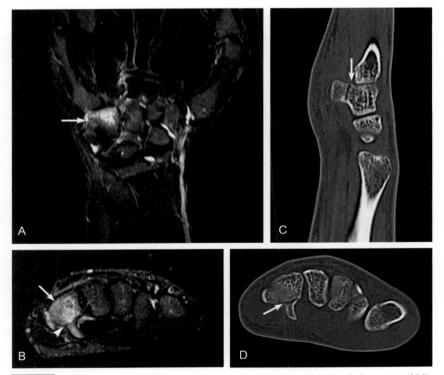

图6.13 患儿，男，10多岁，钩骨骨折。在MRI STIR冠状位像（A）及STIR轴位像（B）中，可见钩骨有高信号区（A、B，➞）。在STIR轴位像（B）中，可见钩骨钩基部有横穿的线状低信号区（►）。在CT MPR矢状位像（C）及CT轴位像（D）中，可见钩骨钩基部有骨折（C、D，➞）

6.5 月骨脱位和月骨周围脱位

月骨脱位和月骨周围脱位（lunate dislocation/perilunate dislocation）占成人腕骨损伤的 10% 左右，在儿童中则比较少见。腕关节过度伸展且手位于尺屈位，手掌受到撞击等使腕关节强烈背屈时就会发生月骨脱位和月骨周围脱位，其在交通外伤、运动外伤中也可以见到。

腕骨脱位在普通 X 线摄片中容易被漏诊。一旦延误治疗，即使通过外科手术修复了脱位，有时也会留下可动区域受限等后遗症。因此第一次检查时的评估非常重要。判断腕骨的排列是否正常时，应确认 Gilula 提出的 3 条腕弧线（图 6.14）。所有腕骨间关节裂隙为 1 ～ 2 mm。外伤后的影像学检查如果显示弧线的连续性中断，或腕骨间的间隙扩大或骨重叠，则可以怀疑该部分关节的骨或者软组织损伤。在侧面像中，如果桡骨远端的骨长轴线上，月骨、头状骨排列在一条直线上且偏移在 10° 以内，则属正常。头状骨看起来似叠于月骨之上。头状骨与月骨之间发生脱位时，以侧面像检查排列有助于鉴别月骨脱位和月骨周围脱位。如果月骨与桡骨远端在一条直线上，则是月骨周围脱位；如果头状骨与桡骨在一直线上，则是月骨脱位（图 6.15）。月骨脱位时月骨会脱离掌侧，月骨看起来是倾斜的（图 6.16）。

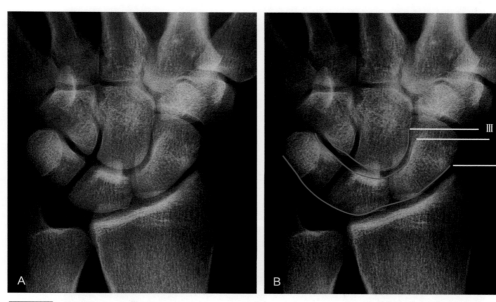

图6.14 腕弧线。 A、B. 普通X线摄片正面像的同一图像，但B标出了腕弧线，即弧度平缓的弧状线条。弧线Ⅰ：手舟骨、月骨、三角骨的近端关节面。弧线Ⅱ：手舟骨、月骨、三角骨的远端关节面。弧线Ⅲ：头状骨和钩骨的近端关节面。尤其要注意月骨，正常情况下，无论近端还是远端，关节边缘都是清晰的

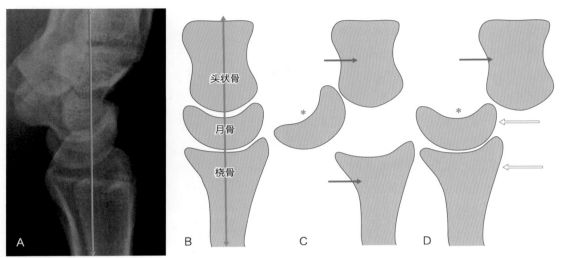

图6.15 腕关节侧面像中的骨排列。A. 普通X线摄片侧面像,桡骨、月骨、头状骨是正常的,呈直线排列。B. 是A的示意图。C. 月骨脱位:月骨相对桡骨向掌侧脱位或头状骨相对离开月骨向背侧脱位,结果如图所示(→),月骨远端空虚(*)。D. 月骨周围脱位:桡骨与月骨的位置关系是正常的(⇒),头状骨则向背侧脱位(→),因此月骨远端空虚(*)

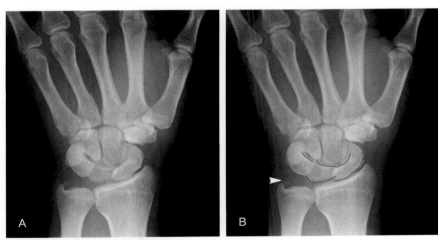

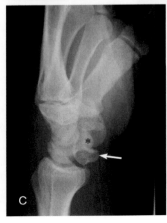

图6.16 患者,男,30多岁,月骨脱位。A、B. 普通X线摄片正面像。C. 侧面像。按照Gilula的报道确认弧线Ⅰ和弧线Ⅱ,可见其连续性中断。正常时本应看到的舟月关节、月三角关节的裂隙此时却观察不到,月骨与手舟骨、三角骨、钩骨重叠。弧线Ⅲ正常。尺骨茎突远端有椭圆形的小骨片(B,►),疑似陈旧性骨折。月骨比桡骨远端及钩骨更靠近掌侧并旋转(C,→)。月骨远端关节面向掌侧倾斜,头状骨向背侧脱位,因此月骨远端并没有头状骨(C,*)。桡骨远端与钩骨在一条直线上

腕关节过度伸展导致损伤的机制是这样的。腕骨内有一个"易损带"（图6.17）。手舟骨的过度伸展会使手舟骨腰部骨折或舟月韧带断裂；月骨过度伸展会引起头状骨及钩骨骨折或脱位；若月骨过度伸展累及尺侧，会引起三角骨骨折或脱位。大弧区损伤指月骨周围的腕骨骨折或脱位的状态。另外，骨折会以"经~"来表示。月骨周围脱位合并手舟骨骨折的情况，称为经手舟骨月骨周围脱位（图6.18）。小弧区损伤包括月骨脱位、月骨周围脱位。Poirier间隙在大弧区与小弧区之间（图6.17，短评6.1的图B）。对于确认骨的排列及骨折、骨片的位置，CT是最佳的检查手段。

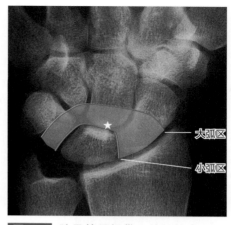

图6.17 腕骨的易损带。单纯的大弧区损伤，就是经手舟骨、经头状骨、经钩骨、经三角骨的月骨骨折及脱位。单纯的小弧区损伤则是月骨周围脱位或者月骨脱位。★为Poirier间隙

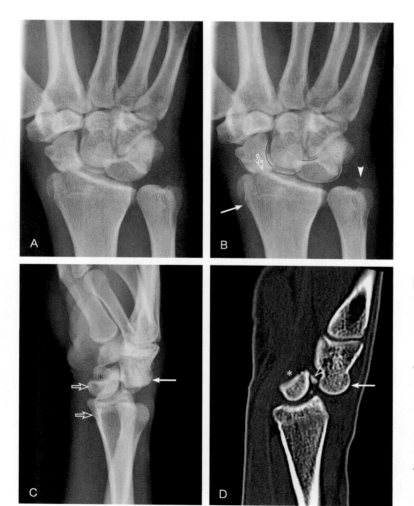

图6.18 患者，男，20多岁，月骨周围脱位（经桡骨茎突经手舟骨、月骨周围脱位）。A、B是同一张普通X线摄片正面像。弧线Ⅰ、弧线Ⅱ中断，手舟骨（B，⇒）、桡骨茎突（B，→）、尺骨茎突（B，►）骨折并伴有移位。在侧面像（C）中，桡骨与月骨在一条直线上（C，→），但月骨远端空虚（C、D，*），头状骨在月骨的背侧（C、D，→）。这在CT MPR矢状位像（D）中得到确认，还可见月骨背侧的小骨片（D，►）

6.6　三角纤维软骨复合体损伤和桡尺远侧关节不稳定

◎解剖及临床表现

MRI 经常被用于细查三角纤维软骨复合体（TFCC）的损伤，适用于诊断关节盘穿孔或桡骨附着处损伤，但对尺骨附着处或远端腕骨附着处损伤的诊断率并不高。随着 MRI 技术的进步，现已可获得高分辨率的图像，显微 MRI 解剖报告也已出现。MRI 的诊断能力有望提高。TFCC 尺侧损伤会引起疼痛和桡尺远侧关节不稳定（distal radioulnar joint instability），是临床可见的问题。

TFCC 是位于腕关节尺侧的三角纤维软骨（关节盘）及支撑它的结构的总称。其构成要素包括关节盘、掌侧及背侧的尺桡韧带、半月板同系物、尺月韧带、尺三角韧带、尺侧腕伸肌腱鞘深层（图 6.19）。

关节盘是一个底边在桡侧、呈半圆形或三角形的纤维软骨，附着于桡骨乙状切迹，前端朝向尺侧。从桡骨的月骨窝关节面开始形成平缓而连续的关节面。关节盘周围 10%～30% 的区域分布着血管，中心部无血管。神经支配也局限于外侧。高龄患者关节盘出现中心部断裂的概率很高。

尺桡韧带连接桡骨及尺骨的远端，并支撑着关节盘。掌侧、背侧的尺桡韧带，在尺侧分为浅层和深层，深层附着于尺骨小窝，浅层附着于尺骨茎突，两层之间的动脉韧带又称动脉导管，是富含血管的组织。尺桡韧带的尺骨附着处的形态变异多。

半月板同系物，桡侧为关节盘，掌侧为尺三角韧带，背侧为尺侧腕伸肌腱鞘深层。纤维成分少，具有在腕关节旋前、旋后时变形，从而容纳腕骨使其滑行的作用。

尺月韧带连接尺骨小窝掌侧边缘与月骨掌侧，尺三角韧带连接尺骨茎突掌侧与豆三角关节周围。尺侧腕伸肌腱鞘深层附着于尺骨茎突背侧至三角骨背侧。对腕关节尺侧的稳定性和压力变化均有作用。

TFCC 的功能是稳定桡尺远侧关节，从前臂传递力量至尺侧腕骨，以及缓冲压力。桡尺远侧关节的主要制动因素是背侧及掌侧的尺桡韧带，特别是尺骨小窝附着处，发挥着重要的作用。

桡尺远侧关节中，桡骨的尺切迹为凹面，而尺骨头为凸面。桡骨上的尺切迹的曲率半径比尺骨头大，桡骨与尺骨的接触部位小。进行旋前、旋后运动时，桡骨不仅会绕着尺骨旋转，而且可以向掌侧、背侧方向移动，还可滑向前臂的长轴方向。尺骨头在旋后时向近端掌侧移动，旋前时向远端背侧移动。

TFCC 损伤的 Palmer 分型已众所周知，分为外伤损伤和变性断裂两大类（图 6.20）。外伤损伤的原因有摔倒和运动引起的反复压力，会导致腕关节尺侧疼痛。40% 的桡骨远端骨折合并有 TFCC 损伤，表现为腕关节的掌屈、背屈受限使旋前、旋后受限，尺屈时疼痛。

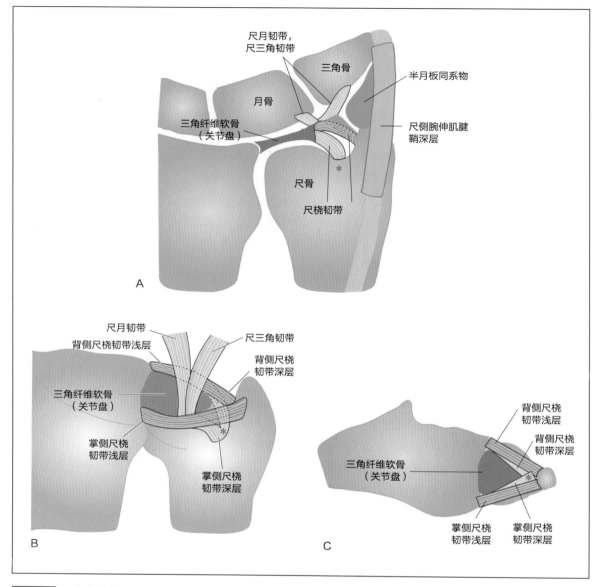

图6.19 三角纤维软骨复合体（TFCC）。A.TFCC的结构。B.从掌侧稍靠近腕骨侧看到的TFCC。C.从腕骨侧看到的TFCC。关节盘的尺侧附着处分为附着于尺骨茎突的浅层尺桡韧带和附着于尺骨小窝（*）的深层尺桡韧带。掌侧和背侧的尺桡韧带支撑着关节盘，并附着于尺骨小窝（*）及尺骨茎突。从掌侧尺桡韧带开始，尺月韧带、尺三角韧带伸向远端。尺侧腕伸肌腱鞘深层在尺骨茎突背侧

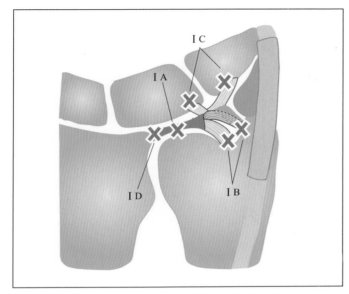

图6.20 TFCC 损伤的 Palmer分型。Ⅰ级，外伤损伤：ⅠA—中心穿孔（离桡骨附着处 2~3 mm）；ⅠB—尺侧剥离；ⅠC—远端剥离（腕骨附着处）；ⅠD—桡侧剥离。Ⅱ级，变性断裂：ⅡA—关节盘磨损（变薄）；ⅡB—ⅡA + 软骨软化症；ⅡC—关节盘穿孔 + 软骨软化症；ⅡD—ⅡC + 月三角韧带穿孔；ⅡE—ⅡD + 变形性关节病

◎**影像学所见**

通过普通 X 线摄片可观察属于正常变异的尺骨变异。尺骨远端与桡骨远端的高度差在 2 mm 以内是正常的，尺骨相对比桡骨长属正变异，相对短属负变异（图 6.21）。正变异时，关节盘在尺骨头如钻头般的作用下很可能发生穿孔。尺骨茎突的形状、有无骨折都是 X 线检查的关键内容。

在 MRI 冠状位像中，正常的关节盘无论采用哪种扫描法都呈低信号，显示为凹透镜状的结构。桡骨的尺切迹处有关节软骨，因此在 T_2* 加权像或者质子密度加权像中可见高信号区，其尺侧有关节盘附着。注意不要将关节软骨的高信号误认为是损伤。关节盘的尺侧有尺桡韧带附着，并伸向尺骨茎突和尺骨小窝。背侧、掌侧的尺桡韧带可用轴位像确认，但有时不易看清。轴位像可以确认桡尺远侧关节的一致性，但如果扫描的是腕关节旋前位，则尺骨远端会离开桡骨稍向背侧滑动。关节盘和桡骨附着处的损伤在 T_2* 加权像和质子密度加权像中呈高信号，比较容易诊断（图 6.22，6.23）。而尺骨附着处损伤的诊断就比较难，韧带纤维的连续性明显消失时可视为损伤（图 6.24）。出现尺骨茎突骨折时，若骨折部位为尺桡韧带附着处（特别是尺骨小窝附着处），则可判断为 TFCC 尺侧附着处损伤，并伴有相应的临床症状（图 6.25）。尺侧腕伸肌腱在尺骨茎突部位稍向桡侧屈曲，并受魔角效应的影响。腱明显肿大，内部信号有异常时，可视为损伤（图 6.26）。

TFCC 损伤在临床上对患者影响最大的是 Palmer Ⅰ B 级损伤，有时会引起桡尺远侧关节不稳定或腕关节旋前、旋后时疼痛。桡尺远侧关节不稳定，表现为桡骨相对尺骨在掌侧、背侧或在两个方向均不稳定的状态，可见尺骨头脱位或半脱位。在影像学诊断中，有报道称可通过 CT 轴位像来评价桡尺远侧关节的一致性（图 6.27 ~ 6.29）。

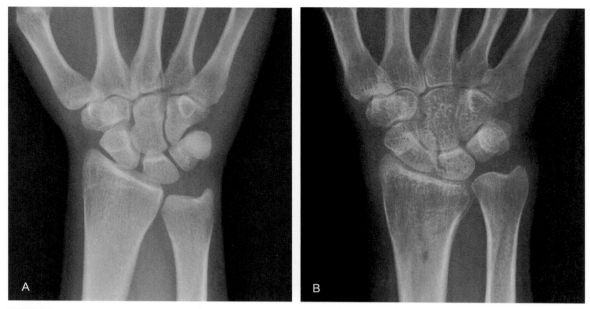

图6.21 尺骨变异。A、B. 普通X线摄片正面像。正常时，桡骨与尺骨远端的高度差在2 mm以内，图A显示尺骨比桡骨短2 mm（负变异）。图B显示尺骨比桡骨长（正变异）

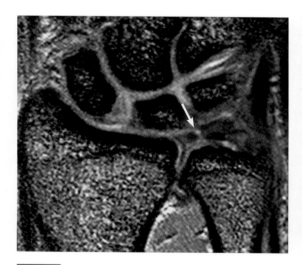

图6.22 患者，男，20多岁，TFCC损伤（关节盘，Palmer分型ⅠA）。MRI GRE T_2*加权冠状位像，可见关节盘穿孔（→）

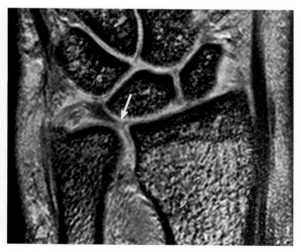

图6.23 患者，男，50多岁，TFCC损伤（桡骨附着处，Palmer分型ⅠD）。MRI GRE T_2*加权冠状位像，可见桡骨附着处损伤（→）

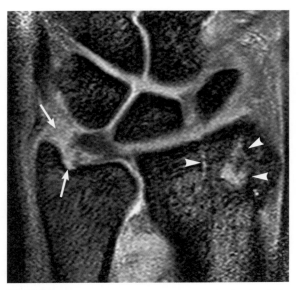

图6.24 患者，男，30多岁，TFCC损伤（尺桡韧带，Palmer分型ⅠB）。MRI GRE T_2*加权冠状位像，尺桡韧带与尺骨小窝及尺骨茎突附着处均呈现纤维连续性消失（➙）。可见桡骨远端骨折（►）

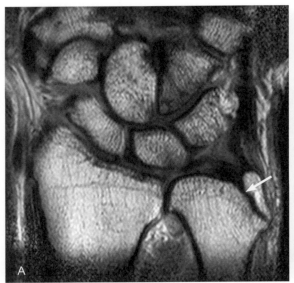

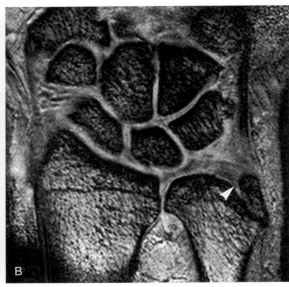

图6.25 患者，女，50多岁，伴有尺骨茎突骨折的TFCC功能不全。A. MRI 质子密度加权冠状位像，可见尺骨茎突骨折，可达尺骨小窝（➙）。B. T_2*加权冠状位像，尺桡韧带附着于尺骨茎突（►）。临床上鉴别为桡尺远侧关节不稳定，被认为是TFCC功能不全

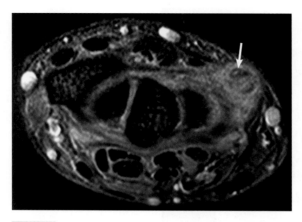

图6.26 患者，女，50多岁，尺侧腕伸肌腱损伤。MRI GRE T$_2$*加权轴位像，可见尺侧腕伸肌肿大和信号增强（→）

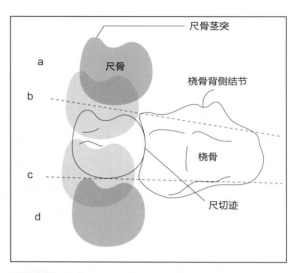

图6.27 桡尺远侧关节不稳定的评价。以显示桡尺远侧关节的尺骨茎突、尺切迹、桡骨背侧结节的CT轴位面进行研究。指定桡骨桡侧端掌侧边缘和背侧边缘的2个点，画出连接掌侧边缘与尺切迹掌侧边缘、背侧边缘与尺切迹背侧边缘的直线。正常情况下，尺骨头位于2条直线之间。a是背侧脱位，b是背侧半脱位，c是掌侧半脱位，d是掌侧脱位（经美国手外科学会许可转载自Mino DE, Palmer AK, Levinsohn EM:The role of radiography and computerized tomography in the diagnosis of subluxation and dislocation of the distal radioulnar joint. J Hand Surg Am 1983 Jan；8：23-31.）

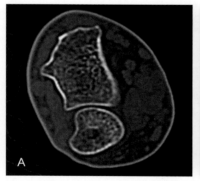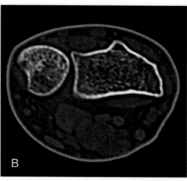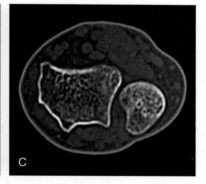

图6.28 桡尺远侧关节的旋前、旋后动作。桡尺远侧关节层面的CT轴位像（A. 中间位，B. 旋前位，C. 旋后位），显示任意轴位像中桡骨头均处于正常位置

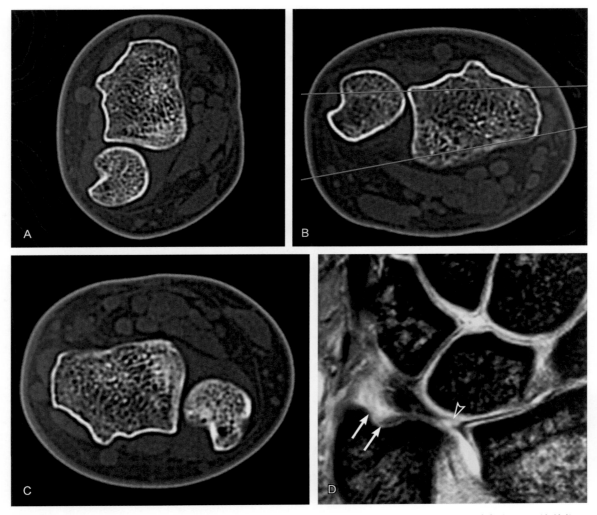

图6.29 患者，男，30多岁，桡尺远侧关节不稳定。桡尺远侧关节层面的CT轴位像，A. 中间位，B. 旋前位，C. 旋后位，在旋前位可见最明显的背侧半脱位。D. MRI GRE T₂*加权冠状位像，可见尺桡韧带与尺骨小窝及茎突附着处的纤维连续性均消失（➡），以及桡骨附着处断裂（▷）（Palmer分型为ⅠB＋ⅠD）

6.7 手指的腱损伤

  屈肌腱、伸肌腱掌管手指的运动，有时诊断其损伤需要进行 MRI、CT 扫描。如果指深屈肌腱单独断裂，只有远指间（distal interphalangeal，DIP）关节不能自动屈曲。如果指浅屈肌腱单独断裂，指深屈肌可使 DIP 及近指间（proximal interphalangeal，PIP）关节自动屈曲。这种情况下，将患指以外的 DIP 关节及 PIP 关节保持伸展位，并使患指屈曲，因为这个状态下患指无法通过指深屈肌屈曲，所以如果患指的 PIP 关节可以屈曲，则证明指浅屈肌尚可发挥作用（即指浅屈肌测试）。有无断裂、断端的状态以及腱缺损部位的大小等信息对于修复手术的实施非常重要。在肌腱断裂的 MRI 诊断中，即使一开始就沿着腱的长轴断层进行扫描，也很难在 1个断层显示出断裂部位及其近端、远端的断端。连续扫描腱的轴位像，测量其距离所得到的结果比较准确。如果是完全断裂，由于肌肉的收缩，腱断端的位置会发生改变，因此需要将扫描范围设定得稍微大一点。了解断端的状态后，可以设定容易掌握近端断端、远端断端位置的断层进行扫描，但有时近端会向前臂移动而脱离腕关节的扫描范围（图 6.30）。如果可以进行各向同性扫描，通过图像重建，可以很容易观察到断裂部位和断端的情况，以及腱缺损部位的长度等。

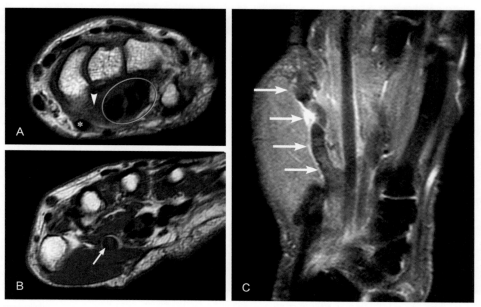

图6.30 患者，女，70多岁，桡骨远端骨折术后拇长屈肌腱断裂。A. 近排腕骨层面的 MRI T_1加权轴位像，在原来的地方看不到拇长屈肌腱（►），指浅、深屈肌腱是 "○" 圈起来的部分，*是桡侧腕屈肌腱）。B. 拇指掌骨基部层面的 MRI T_1加权轴位像，可见肿大、内部信号增强的拇长屈肌腱（→）。C. 沿拇长屈肌腱方向的 STIR 冠状位像，内部信号增强，可见弯曲的拇长屈肌腱（→）

6.8 手指的侧副韧带损伤

◎临床表现

掌指（metacarpophalangeal，MP）关节的尺侧副韧带损伤是过度的外翻压力造成的。急性期损伤称为"滑雪者拇指"（拇指尺侧副韧带损伤）；慢性的损伤称为"猎人拇指"。多在近节指骨附着处断裂，呈现出包括 MP 关节过度外翻等的不稳定状态。与拇指近节指骨起点的尺侧副韧带起点相连的，是拇指内收肌止点，断裂的尺侧副韧带断端有时会回缩，缩至拇指内收肌腱膜下并嵌入内收肌腱膜之间，称为 Stener 病变（Stener 损伤）（图 6.31）。手指的 PIP 关节有时也会有引起侧副韧带损伤的情况。此外，有时还会合并发生侧副韧带附着处撕脱骨折，多在近节指骨。

◎影像学所见

MRI 可直接显示侧副韧带，无论哪种扫描方法都呈现均一的低信号。由于侧副韧带在解剖学上是细小的结构，因此最好采用小直径表面线圈、以高空间分辨率进行检查。冠状位像是最适于显示侧副韧带的。从示指至小指，与手掌冠状面相同的方向基本都可以扫描，但扫描拇指时，如果以手掌为基准，就要扫描接近矢状面的冠状面，此外，确定冠状面相对拇指长轴的位置非常重要。MRI 扫描协议方面，可以扫描冠状面的质子密度加权像、T_2^* 加权像、STIR 像或者脂肪抑制 T_2 加权像。损伤病例中，可见韧带的不连续性、肿大或水肿（图 6.32）。

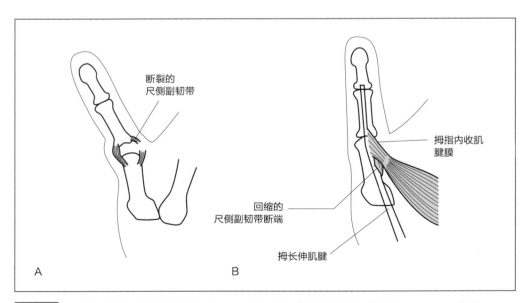

断裂的
尺侧副韧带

拇指内收肌
腱膜

回缩的
尺侧副韧带断端

拇长伸肌腱

A   B

图6.31 拇指MP关节尺侧副韧带损伤。A. 拇指MP关节的尺侧副韧带断裂。B. Stener损伤

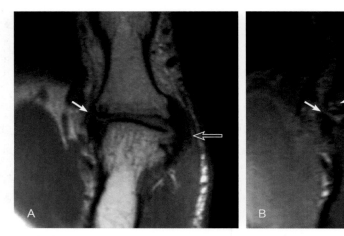

图6.32 患者，男，40多岁，拇指MP侧副韧带损伤。在MRI质子密度加权冠状位像（A）及脂肪抑制质子密度加权冠状位像（B）中，可见尺侧副韧带的近节指骨基部附着处断裂（A、B，➤），以及近节指骨韧带附着处疑似撕脱损伤的高信号区（B，►）。基于尺侧副韧带损伤的诊断，进行了手术。桡侧副韧带也可见肿大和弯曲，怀疑损伤（A、B，⇒）

6.9 臂丛神经损伤

◎临床表现

臂丛神经损伤是臂丛神经被拉长而损伤的疾病。很多时候是从摩托车上摔下，或者在高速滑行的运动（滑雪等）中摔倒，或者是手腕被卷入机器等导致的损伤。

臂丛神经的损伤部位、损伤程度不同，会出现不同程度的上肢麻痹、肩上提或者肘（甚至手指）屈曲困难。并且损伤后，有的慢慢会痊愈，有的则完全无法恢复，发展各不相同。此外，臀位分娩或肩难产时，婴儿头部或肩部陷在产道的狭窄部位，分娩操作会使婴儿头部和肩部因受到分离的作用力而损伤，称为产伤麻痹。

根据损伤的高度，臂丛神经损伤可分为上臂型、下臂型和全臂型（专栏6.2及图6.33～6.37）。全臂型多为撕脱伤，上臂型多为神经干至神经束层面的损伤。一般的臂丛神经损伤中，全臂型发生率最高，上臂型次之，下臂型最少。产伤麻痹中，上臂型占80%，全臂型占20%左右。另外，还可以根据损伤部位进行分类（专栏6.3）。

在临床上，准确鉴别是可恢复或修复的病例，还是不可修复的撕脱伤非常重要。

电生理学检查，可确定损伤的层面以及判断是否为神经根的撕脱伤。

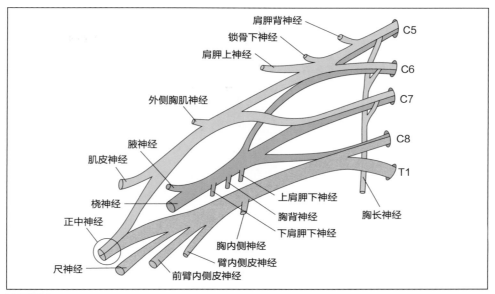

图6.33 **臂丛神经**。臂丛神经由C5～C8和T$_1$组成。这些神经根从椎间孔穿出，沿锁骨与第1肋之间至腋窝形成神经丛，最终形成正中神经、尺神经、桡神经和肌皮神经等（经允许引自森本康裕，柴田康之·编：LiSA コレクション 超音波ガイド下末梢神経ブロック 実践 24 症例. メディカル サイエンス インターナショナル，2013：48.）

专栏 6.2 **根据臂丛神经损伤的高度分类**

- 上臂型：C5 ～ C7 神经损伤。表现为无法进行肩上提、肘屈曲。肩旋转、前臂旋后力量降低，上臂近端外侧、前臂外侧感觉能力障碍。
- 下臂型：C8 ～ T1 神经损伤（有时包括 C7 神经局部障碍）。表现为骨间肌、小鱼际肌麻痹导致手指运动障碍；前臂或手尺侧感觉能力障碍。
- 全臂型：表现为从肩至手整个上肢的运动能力和感觉能力均出现障碍。

专栏 6.3 **根据损伤部位分类**

- 1 型：脊髓神经节远端损伤。神经外膜正常，可自然再生，有望恢复。
- 2 型：椎间孔与锁骨胸肌筋膜之间损伤。有修复的余地。
  　　　（1、2 型均为神经纤维被牵拉而产生变性，Waller 变性发展）。
- 3 型：神经根被撕脱的损伤。不可能恢复。

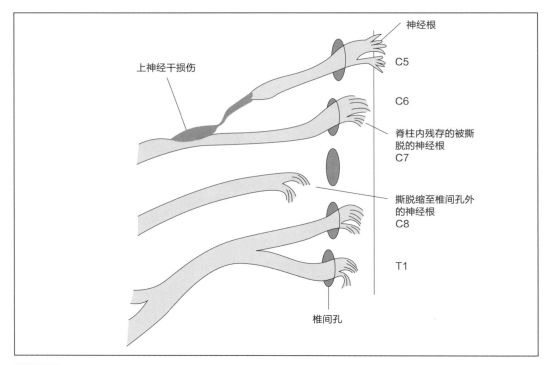

图6.34 臂丛神经损伤。根据外伤的类型和力的作用方式，神经根从脊髓撕脱出来（撕脱伤），或者神经在神经干至神经束的层面被拉伸（有连续性的损伤）或断裂 [修改自Sugioka H, Tsuyama N, Hara T, et al：Investigation of brachial plexus injuries by intraoperative cortical somatosensory evoked potentials. Arch Orthop Trauma Surg 1982; 99(3):143-151.]

◎影像学所见

普通 X 线摄片可以观察到锁骨骨折、肩锁关节分离、肩胛骨外侧移位等导致的严重的臂丛神经损伤。MRI 可以诊断非侵袭性损伤的高度、部位、有无撕脱（图 6.35 ～ 6.37）。扫描及诊断时，可考虑两大类图像：①观察脊柱内神经根撕脱的图像（节前损伤），②观察臂丛神经的图像（节后损伤）。扫描范围包括 C4 上缘至 T2 上缘。

①可以小 FOV 直接观察脊柱内的神经根。例如，0.8 ～ 1 mm 间隔的薄层脊髓照相术 [3D 梯度回波：FIESTA（GE），CISS（西门子），True-FISP（西门子），平衡 TFE（飞利浦）。T_2 加权快速自旋回波：SSFSE（GE），SSTSE（Haste，西门子），SSIT-TSE（UFSE 飞利浦）]。

②可以应用弥散张量成像的神经 X 线摄像和 STIR 冠状面或脂肪抑制 T_2 加权冠状面扫描来观察假性脊膜囊肿。此图像是间接撕脱伤的影像，可显示破裂的硬膜与神经根同时膨胀成囊状的情况。

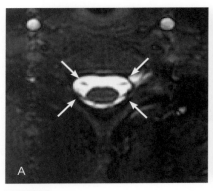
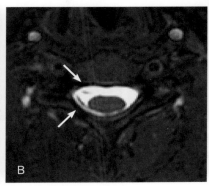
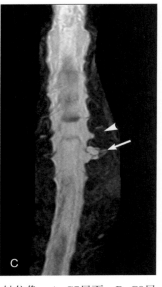

图6.35 患者，男，20多岁，臂丛神经损伤（上臂型）。MRI B-TFE（飞利浦）轴位像，A. C7层面，B. C8层面）；在C7层面（A），右边可见的前根、后根（→）在左边两者都看不到。在C8层面（B），左右均可以鉴别出前根、后根，均无撕脱（→）。C. 脊髓照相术冠状位像，可见与C7层面一致的囊状突出，也就是假性脊膜囊肿的影像（→）；C6层面也可见小的假性脊膜囊肿（►），可以认为是上臂型损伤的病例

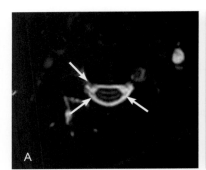
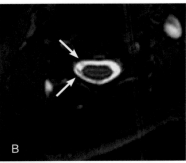
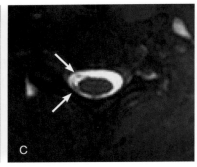
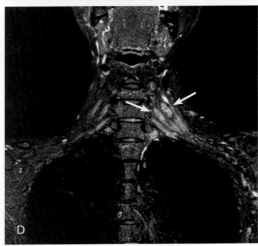

图6.36 患者，女，20多岁。臂丛神经损伤（上臂型）。MRI B-TFE（飞利浦）轴位像，A. C5层面，B. C6层面，C. C7层面。C5 层面（A）可见左后根，但前根显示不如右边清楚（→），提示前根撕脱。C6层面（B）和C7层面（C）上，左边可显示前根、后根（→）。D. STIR 冠状位像，与该神经层面一致，C6、C7神经在神经干层面肿大，信号增强（→），C8神经以下没有肿大。被认为同样是上臂型撕脱伤

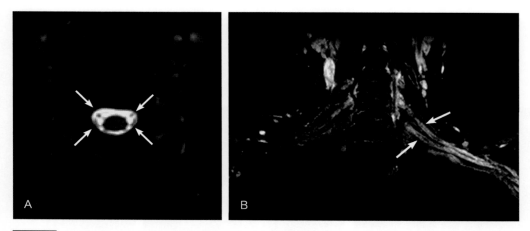

图6.37 患者，男，30多岁，臂丛神经损伤（全臂型2型损伤）。A. MRI B-TFE（飞利浦）轴位像，C5～T1的左、右侧神经根均在脊柱内（→，仅C7层面显示）。B. STIR 冠状位像，从椎间孔层面开始，所有神经均肿大并伴有信号增强（→），是全臂型臂丛神经损伤。这样的病例，神经有修复的余地

参考文献

（1） Rogers LF, Cox, TD: The elbow and forearm. In: Rogers LF (ed): Radiology of Skeletal Trauma, 3rd ed. Philadelphia: Churchill Livingstone, 2000: 683-778.

（2） Schaeffeler C, Waldt S, Woertler K: Traumatic instability of the elbow-anatomy, pathomechanisms and presentation on imaging. Eur Radiol 2013; 23: 2582-2593.

（3） Reichel LM, Milam GS, Sitton SE, et al: Elbow lateral collateral ligament injuries. J Hand Surg Am 2013; 38: 184-201.

（4） Rosenberg ZS, Blutreich SI, Schweitzer ME, et al: MRI features of posterior capitellar impaction injuries. AJR Am J Roentgenol 2008; 190: 435-441.

（5） Rogers LF, Keogh C, Bergin D, et al: The wrist. In: Rogers LF (ed): Radiology of Skeletal Trauma, 3rd ed. Philadelphia: Churchill Livingstone, 2000: 779-874.

（6） Johnson RP: The acutely injured wrist and its residuals. Clin Orthop Relat Res 1980 Jun; (149): 33-44.

（7） Cerezal L, Abascal F, Canga A, et al: Usefulness of gadolinium-enhanced MR imaging in the evaluation of the vascularity of scaphoid nonunions. AJR Am J Roentgenol 2000; 174: 141-149.

（8） Fox MG, Gaskin CM, Chhabra AB, et al: Assessment of scaphoid viability with MRI: a reassessment of findings on unenhanced MR images. AJR Am J Roentgenol 2010; 195: W281-286.

（9） Ng AW, Griffith JF, Taljanovic MS, et al: Is dynamic contrast-enhanced MRI useful for assessing proximal fragment vascularity in scaphoid fracture delayed and non-union? Skeletal Radiol 2013; 42: 983-992.

（10） Zanetti M, Saupe N, Nagy L: Role of MR imaging in chronic wrist pain. Eur Radiol 2007; 17: 927-938.

（11） Donati OF, Zanetti M, Nagy L, et al: Is dynamic gadolinium enhancement needed in MR imaging for the preoperative assessment of scaphoidal viability in patients with scaphoid nonunion? Radiology 2011; 260: 808-816.

（12） Koval KJ, Zuckerman JD: Wrist. Handbook of fractures, 2nd ed. Philadelphia: Lippincot Williams & Wilkins, 2002: 139-152.

（13） Schubert H: Triquetrum fracture. Can Fam Physician 2000; 46: 70-71.

（14） Gilula LA: Carpal injuries: analytic approach and case exercises. AJR Am J Roentgenol 1979; 133: 503-517.

（15） Burns JE, Tanaka T, Ueno T, et al: Pitfalls that may mimic injuries of the triangular fibrocartilage and proximal intrinsic wrist ligaments at MR imaging. Radiographics 2011; 31: 63-78.

（16） 玉井 誠：手関節鏡視に必要な解剖．別府諸兄・編：スキル関節鏡下手術アトラス　手・肘関節鏡下手術．文光堂, 2011: 2-8.

（17） 三浪明男, 大泉尚美：三角線維軟骨複合体（TFCC）損傷．石井清一・編：図説　手の臨床．メジカルビュー社, 1998: 166-171.

（18） Vezeridis PS, Yoshioka H, Han R, et al: Ulnar-sided wrist pain. Part I: anatomy and physical examination. Skeletal Radiol 2010; 39: 733-745.

（19） Ishii S, Palmer AK, Werner FW, et al: An anatomic study of the ligamentous structure of the triangular fibrocartilage complex. J Hand Surg Am 1998; 6: 977-985.

（20） 笹尾三郎, 別府諸兄：TFCC のバイオメカニクス　TFCC の解剖と尺骨短縮骨切り術の効果．J MIOS 2004; 30: 12-18.

（21） Ward LD, Ambrose CG, Masson MV, et al: The role of the distal radioulnar ligaments, interosseous membrane, and joint capsule in distal radioulnar joint stability. J Hand Surg Am 2000; 25: 341-351.

（22） Stuart PR, Berger RA, Linscheid RL, et al: The dorsopalmar stability of the distal radioulnar joint. J Hand Surg Am 2000; 25: 689-699.

（23） 森友寿夫：手関節のバイオメカニクス．別府諸兄・編：スキル関節鏡下手術アトラス　手・肘関節鏡下手術．文光堂, 2011: 20-25.

（24） Palmer AK, Werner FW: The triangular fibrocartilage complex of the wrist—anatomy and function. J Hand Surg Am 1981; 6: 153-162.

（25） Smith TO, Drew B, Toms AP, et al: Diagnostic accuracy of magnetic resonance imaging and magnetic resonance arthrography for triangular fibrocartilaginous complex injury: a systematic review and meta-analysis. J Bone Joint Surg Am 2012; 94: 824-832.

（26） 木村 元：手関節三角線維軟骨周辺における退行性変化の検討．日整会誌 1991; 1060-1069.

（27） Hauck RM, Skahen J 3rd, Palmer AK: Classification and treatment of ulnar styloid nonunion. J Hand Surg Am 1996; 21: 418-422.

（28） 土肥美智子：手関節の疾患．大畠 襄, 福田国彦・編：スポーツ外傷・障害の MRI．メディカル・サイエンス・インターナショナル, 1999: 85-99.

（29） Merrell G, Slade JF: Dislocations and ligament injuries in the digits. In: Wolfe SW, Pederson WC,

Hotchkiss RN, Kozin SH（eds）: Green's operative hand surgery, 6th ed. Philadelphia: Eisevier Churchill Livingstone, 2010: 291-332.

（30） Silbermann-Hoffman O, Teboul F: Post-traumatic brachial plexus MRI in practice. Diagn Interv Imaging 2013; 94: 925-943.

（31） Tagliafico A, Calabrese M, Puntoni M, et al: Brachial plexus MR imaging: accuracy and reproducibility of DTI-derived measurements and fibre tractography at 3.0-T. Eur Radiol 2011 ; 21: 1764-1771.

第 7 章

肿瘤和类似肿瘤的病变

在上肢，除了转移性骨肿瘤，其他以肉瘤为首的原发性恶性肿瘤的发生率非常低。但临床上很多患者是因为主诉上肢"有硬疙瘩"而进行 MRI 检查（这些情况基本上首先应进行超声检查，但不同的医疗机构情况不尽相同，有些机构做不了）。要应对这些情况，需要事先熟悉上肢良性疾病。

编辑本书之际，对于如何处理上肢罕见的肉瘤，我颇为迷茫，但我觉得特别将上肢编入本书意义并不大，所以最后我选择以发生在手指的"良性肿瘤"作为本章的主要内容，以便更加实用。

良性肿瘤的体积会有偏小的倾向。也就是说，待检对象很可能本身就很小。因此，线圈的选择对于放射科技术人员来说非常重要。FOV 太大，经常会导致图像上出现"肿瘤如水滴"的情况。

手指部位的肿瘤多为良性，因此肿瘤本身很小，手部背景结构也很小，考虑到这些，检查时最重要的是须时刻谨记使图像"在适当的 FOV 内"，并关注肿瘤及其与周围结构的关系（肿瘤对现存结构的浸润或者破坏情况）。

　　对于发生在上肢的肿瘤，其诊断思路和拍摄方法与其他软组织肿瘤大致相同，但肿瘤的种类会因年龄而有所偏倚。因此，建议首先对手、上肢出现的肿瘤、类似肿瘤的病变，根据年龄进行鉴别。

　　检查方法与软组织肿瘤的诊断并无不同。需要注意的是，采用的影像学方法与关节疾病诊断所使用的是不同的。

　　基本以 T_2 加权像、T_1 加权像、脂肪抑制像等为主。造影检查是检查肿瘤病变时必须做的。至于弥散加权像是否有用，由于它至少可以获得关于细胞密度的信息，因此还是扫描为好。在实际的扫描现场，由于平时整形外科领域进行检查时大多不需要造影剂，所以会有整形外科医生未取得患者的使用造影剂同意书的情况，这种情况下必须让整形外科医师明白，对于鉴别肿瘤病变，造影检查可以获得非常重要的信息。另外，动态对比研究只会带来更多的信息，而不会让信息减少，因此在条件允许的情况下建议进行。

冈本嘉一

7.1 神经源性肿瘤（神经鞘瘤、神经纤维瘤）

◎临床表现

神经鞘瘤（schwannoma）可以在所有的年龄段发病，其中 20 ～ 50 岁多发，占良性肿瘤的 5% 左右，很多报道称无性别差异。发病部位多样，有报道称在上肢肘、手腕（特别是外侧）多发。

神经纤维瘤（neurofibroma）也没有性别差异，多发于 20 ～ 30 岁。形态上分为 3 种类型，即局限型（localized type）、弥漫型（diffuse type）、丛状型（plexiform type），特别是后两种，具有独特的形态特征。并且，60% ～ 90% 的神经纤维瘤发生在非 1 型神经纤维瘤病 [neurofibromatosis type 1（NF-1）] 患者中，但如果是多发性的或者丛状型，很大概率合并 1 型神经纤维瘤病。

这些神经源性肿瘤并不需要特别注明"发生在上肢"，诊断的要点是肿瘤的形态、肿瘤的长轴方向以及肿瘤内部的变性。

特别是与神经结构相连且沿神经长轴方向生长的长肿瘤，属于神经源性肿瘤的概率很高。但是，由周围神经产生的神经源性肿瘤也并非罕见，因此仅以肿瘤的影像学所见进行诊断（无法确认是否与神经相连）时，对肿瘤内部成分的理解就会成为鉴别的关键。

◎影像学所见

对 Antoni A、B 的理解非常重要。Antoni A 呈现的是细胞，Antoni B 呈现的是囊肿。此外，有无明确的囊性变、有无出血等，均有助于 Antoni A、B 的鉴别（图 7.1）。

神经纤维瘤与神经纤维瘤病（neurofibromatosis）关系密切（图 7.2），因此无须鉴别。但如果超声检查等可以观察到神经与肿瘤的关系等，有时可以鉴别神经鞘瘤与神经纤维瘤。也就是说，如果现存神经结构是跨肿瘤的，那就是神经鞘瘤；如果是贯穿（involve）肿瘤的，那就是神经纤维瘤。但是，如果是散发性（sporadic）病例，那么这种鉴别方法在临床上意义不大。

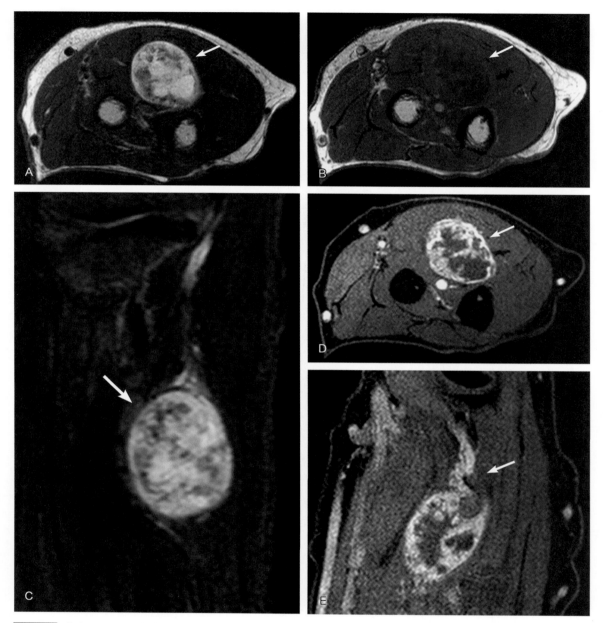

图7.1 **患者，男，60多岁，神经鞘瘤。** 前臂掌侧近端的肌肉内可见椭圆形肿瘤。A. MRI T_2加权轴位像，基本呈高信号，但有的部位呈低信号或者明显高信号（→）。B. T_1加权轴位像，在T_2加权像中呈明显高信号的部位此时呈极低信号，提示囊性变（→）。C. T_2*加权矢状位像，T_2加权像显示为低信号的部位显示出更低信号，提示肿瘤内出血（→）。D. 脂肪抑制造影T_1加权轴位像，造影后可见边缘部位有增强效果，呈现造影效果的部位相当于神经鞘瘤的Antoni A的肿瘤成分（→）。E. MRI脂肪抑制造影T_1加权矢状位像，显示肿大的正中神经伸入该肿瘤（→）

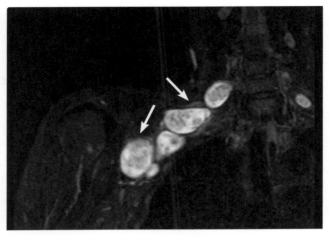

图7.2 患者，男，20多岁，丛状神经纤维瘤。MRI STIR 冠状位像显示，沿着右臂丛神经，神经纤维瘤呈串珠状排列（➤）。本病例合并1型神经纤维瘤，图像所见非常典型

7.2 脂肪瘤

◎临床表现

脂肪瘤（lipoma）是发病率比较高的良性软组织肿瘤，诊断并不困难。对于小的肿瘤，可使用超声检查，而 MRI 的重要功能是确认肿瘤的范围。如果以确认脂肪为目的，则可以扫描脂肪抑制像，但检查以 T_1 加权像或 T_2 加权像为主（图 7.3）。

◎影像学所见

良性脂肪瘤最重要的影像学所见有以下 3 点。①脂肪瘤的变异是多种多样的（图 7.4，专栏 7.1）。虽然可参考各种组织学分型和影像学报告，但大部分都是实性成分瘤，在影像学上难以与肉瘤鉴别的病例特别多。如果从以影像学诊断软组织肿瘤的良恶性这一点考虑，要完全与肉瘤区分开是极其困难的。②有些病例看起来只有脂肪瘤，但实际上还含有一定数量的高分化脂肪肉瘤（非典型脂肪瘤），这在影像学上是无法鉴别的。因此，即使在图像上只看到良性脂肪瘤，在报告中也必须备注"但从图像上难以鉴别是否存在高分化脂肪瘤"。③还有一个基本原则，即肿瘤发生的部位越深，恶性肿瘤的概率就越高，因此，必须注意发生在深部的肿瘤。但即使在深部，也有发生在肌肉且表现为浸润性发展的良性脂肪瘤，通常被称为浸润性脂肪瘤（infiltrating lipoma）（图 7.5）。这种肿瘤是浸润性发展而边界不清的脂肪瘤，是发生在肌肉内的良性肿瘤。有必要知道这种肿瘤的存在，因为这在 CT 等检查中偶然会碰到。

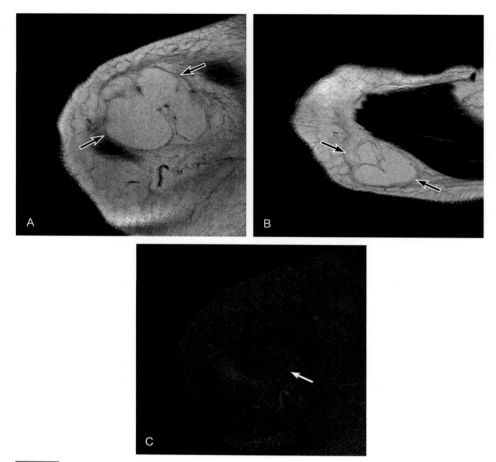

图7.3 **患者，男，50多岁，脂肪瘤。** 右肩皮下脂肪瘤患者的MRI T₂加权冠状位像（A）与T₁加权轴位像（B）均呈高信号（➡），脂肪抑制T₁加权冠状位像（C）中信号则完全被抑制（➡）。与周围皮下脂肪不同，该处包含比较均质的脂肪，但内部可见部分隔室结构。但隔室结构极薄，不足3 mm，未见结节状结构，是良性脂肪瘤

专栏 7.1　脂肪瘤的变异

- 软骨样脂肪瘤（chondroid lipoma）
- 黏液脂肪瘤（myxolipoma）
- 多形性脂肪瘤（pleomorphic lipoma）
- 梭形细胞脂肪瘤（spindle-cell lipoma）
- 髓脂肪瘤（myelolipoma）
- 骨脂肪瘤（osteolipoma）
- 蛰伏脂肪瘤（hibernoma）
- 血管脂肪瘤（angiolipoma）
- 脂肪平滑肌瘤（lipoleiomyoma）

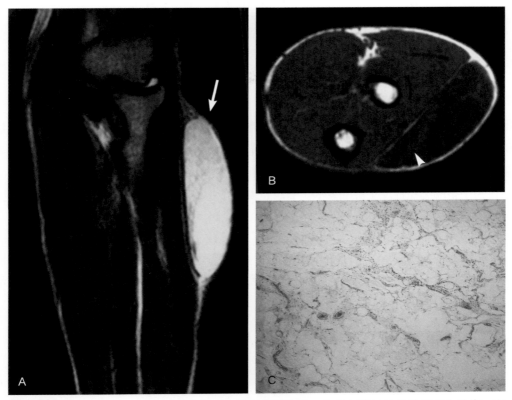

图7.4 患者，男，70多岁，引发黏液样变性的脂肪瘤。患者主诉10年来前臂有大肿瘤，以MRI细查。A. MRI的T$_2$加权矢状位像，显示整体呈明显高信号的大型且边界非常清晰的椭圆形皮下肿瘤（→）。B. T$_1$加权轴位像，也显示包含若干略高信号成分（►）的低信号区域。没有进行造影检查，超声图像上未见血流。考虑是恶性肿瘤概率大，在未确诊的情况下进行了切除。C. HE染色，可见肿瘤是一个几乎整个伴有黏液样变性的脂肪瘤

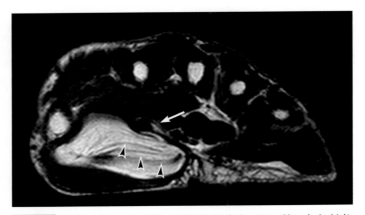

图7.5 患者，男，40多岁，浸润性脂肪瘤。MRI的T$_2$加权轴位像，可见手鱼际肌内的良性脂肪瘤（→）。肿瘤内部可见肌纤维束（►），可知是肌肉内的脂肪瘤。虽然发生在深部，但也是良性脂肪瘤。像这样在肌肉内浸润性生长的脂肪瘤也是存在的

7.3 腱鞘纤维瘤

◎ **临床表现**

腱鞘纤维瘤（fibroma of tendon sheath）是在紧贴手指的指节骨周边的腱鞘发生的良性软组织肿瘤。在新 WHO 分类中被归类为良性纤维母细胞瘤。该类别还包括结节性筋膜炎、骨化性肌炎等非肿瘤性纤维增生症，而腱鞘纤维瘤被认为是真的肿瘤。

多作为手指的无痛性皮下肿瘤发病。有时也发生于手部，但更多的是发生在屈肌腱附近。

◎ **影像学所见**

根据 MRI 所见可判断其纤维性成分，T_1、T_2 加权像均呈现出与肌肉同等或稍低的信号强度（图 7.6）。这些是反映胶原纤维增生的影像学。在发生于手指的病例中，做好与腱鞘巨细胞瘤的鉴别很重要。

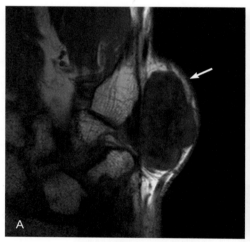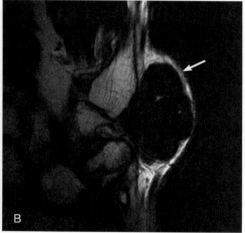

图7.6 患者，男，30多岁，纤维瘤。该病例为手部皮下纤维瘤，其典型影像是MRI T_1加权冠状位像（A）和T_2加权冠状位像（B）均呈明显低信号（➡）。边缘呈凹凸不平的分叶状。皮肤表面可见很大隆起

7.4 血管平滑肌瘤

◎ **临床表现**

血管平滑肌瘤（vascular leiomyoma）是长在血管平滑肌（即小血管的中膜）的良性肿瘤，生长缓慢。流行病学资料显示其多发于四肢，女性容易发生在下肢，男性容易发生在上肢。男女

发病比例约为 2 ： 3，好发年龄为 30 ～ 50 岁。通常是单发的，最大径多在 2 cm 以下。病变部位目测无明显特征，颜色正常，弹性差。此外，还有以下两点特征。

（1）约 70% 有自觉疼痛或压痛。

这对于临床鉴别是非常有用的信息。在有疼痛表现的上肢肿瘤中，血管平滑肌瘤和血管球瘤的概率均较高，但血管球瘤的发生部位非常典型，因此根据其临床所见很容易与血管平滑肌瘤鉴别。

（2）组织学上分为以下 3 种类型。

①毛细血管型（实体型）：毛细血管和平滑肌纤维密集，血管结构不清晰。毛细血管型是其中发病率最高的类型，多见于女性。特征是最容易伴有疼痛。

②海绵状型：血管腔充满血液，显著扩张。发病率最低，多见于男性。

③静脉型：肿瘤内部的血管壁厚，有大的血管腔。

◎**影像学所见**

血管平滑肌瘤在影像学上表现为边界清晰的球形、类球形肿瘤。内部信号，在 T_1 加权像中表现为与肌肉同等的信号至低信号，在 T_2 加权像中呈现比较均一的高信号，是非特异的（图 7.7，7.8）。造影后的表现因上述组织学分型的含有率而异，但大部分都会显示出很强的增强效果（图 7.7）。此外，还有报告称存在被膜结构及周围血管扩张等，但这些并不一定能够观察到，所以没看到这些也不能排除这种肿瘤。

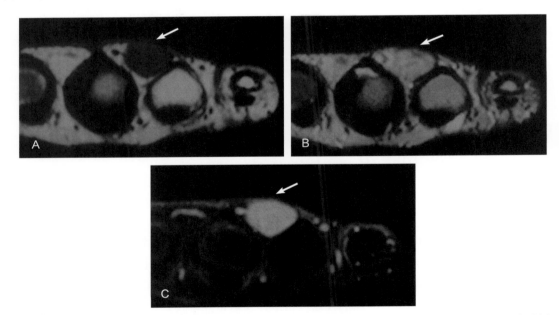

图7.7 **患者，男，20多岁，血管平滑肌瘤**。A. MRI T_1 加权轴位像。B. T_2 加权轴位像。C. 脂肪抑制造影 T_1 加权轴位像。手背侧的小肿瘤，该病例没有主诉疼痛。影像学上，T_1 加权像呈均一的低信号，T_2 加权像呈均一的高信号，造影后整体呈极为均一的造影效果。边缘平滑，边界也清晰。T_2 加权像中，内部看起来有间隔状结构。肿瘤下缘与骨相连，但未见侵袭。图像提示为良性肿瘤，但术前鉴别诊断困难。施行切除手术后，诊断为血管平滑肌瘤。另外，没有诊断出本病症的亚型

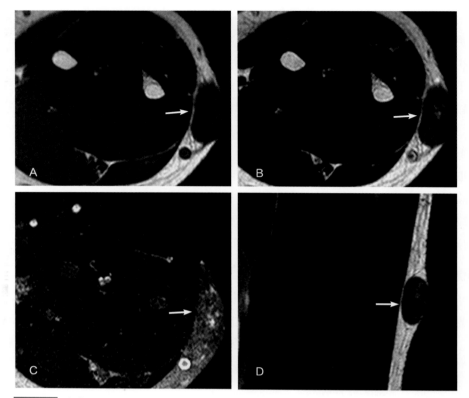

图7.8 **患者，女，30多岁，血管平滑肌瘤。**有一个主要生长在前臂皮下较浅层的椭圆形肿瘤。边缘极为平滑，边界也清晰。在MRI T_1加权轴位像（A）中，内部呈均一的低信号（➡）；在T_2加权轴位像（B）和T_2加权冠状位像（D）中，内部也呈低信号（➡）。在脂肪抑制T_2加权轴位像（C）中，肿瘤内部的信号也是低信号，略不均一（➡）。施行手术后，诊断为实体型血管平滑肌瘤（图片由日本医科大学整形外科 北川泰之医师惠赠）

7.5 结节性筋膜炎

◎临床表现

结节性筋膜炎（nodular fasciitis）是以纤维母细胞增生为主的间叶性病变，是良性病变。发生部位中上肢最多，占46%，除了容易发生在前臂，还容易发生在躯干、颈部（20%）。好发年龄为20～50岁。自觉症状为自发疼痛或压痛者居多。在实际的诊疗中，其疼痛还未达到强烈疼痛的程度，也不及上述血管平滑肌瘤的疼痛，但出现疼痛可能是这种疾病的重要症状。该疾病的发病过程具有特征性，病变急速增大，最初有时很难与纤维肉瘤等恶性肿瘤（肉瘤）鉴别。病因尚不明确。

这种肿瘤在组织学上也分为3个亚型：黏液型（myxoid type）、细胞型（cellular type）、纤维型（fibrous type）。组织成分与病变的发展有关，在新发的病变中，黏液型占比较高；而在陈旧的病变中则是纤维型占比较高，黏液与细胞的组合或者细胞与纤维的组合比黏液与纤维的组合更多见，由此推测，该疾病的发展过程是从黏液型向细胞型，然后再向纤维型转变的。

◎**影像学所见**

据报道，在上述病变的发展过程中，可以通过 MRI 信号的强度反映出肿瘤成分的变化。也就是说，虽然肿瘤内部信号多种多样，但如果是黏液型或者细胞型，在 T_2 加权像中就会呈现高信号。而且细胞型肿瘤细胞成分丰富，毛细血管网发达，会显示出很强的造影效果。而纤维型，在反映其组织分型的 T_2 加权像中会呈现低信号和低造影效果。

此外，边缘虽不能说"不规则"，但也不能说"平滑"，提示纤维成分的炎性状态（图7.9）。

发生部位正如其病名中的"筋膜"两字，多沿着筋膜生长，但并非只发生在筋膜，还可根据发生部位分为皮下脂肪型、筋膜型及肌内型等亚型，特别是发生在深部的肌内型，很难与肉瘤鉴别。发病率方面，并不一定是深部发生的频率低，但从图像上，很难鉴别深部发生的结节性筋膜炎与肉瘤。

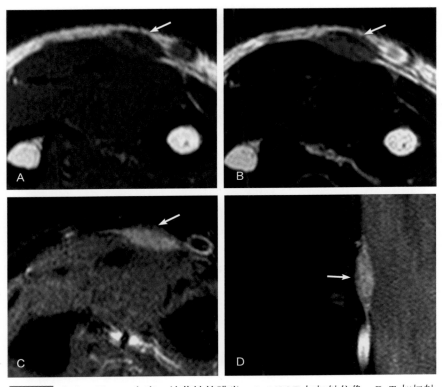

图7.9 患者，男，40多岁，结节性筋膜炎。A. MRI T_1 加权轴位像。B. T_2 加权轴位像。C. STIR轴位像。D. STIR矢状位像。7个月前，患者前臂肿瘤开始呈现增大的趋势，于是进行MRI扫描。可见沿着前臂肌肉有一个扁平的皮下肿瘤。内部在 T_1 加权像中呈低信号（A，→），在 T_2 加权像中也呈低信号（B，→），在STIR像中也整体呈低信号（C、D，→）。未见变性，内部均一。边缘看起来平滑，但仔细观察就会发现微细锯齿状，沿着筋膜发展。施行摘除手术后发现肿瘤实际上是附着于筋膜上的，诊断为结节性筋膜炎

7.6 腱鞘巨细胞瘤

◎**临床表现**

腱鞘巨细胞瘤（giant cell tumor of tendon sheath）比较罕见，但作为发生在手指的良性肿瘤颇为有名。好发年龄为 30 ～ 40 岁，女性的发病率是男性的 2 倍。是否与外伤有关尚不明确。好发于小关节旁或者腱鞘结构处，可以说发生部位是其与其他疾病鉴别的关键。

◎**影像学所见**

在 MRI 中，腱鞘巨细胞瘤表现为边界非常清晰的球形、类球形肿瘤。内部在 T_1、T_2 加权像中均呈低信号。这种疾病与色素沉着绒毛结节性滑膜炎（pigmented villonodular synovitis，PVNS）在组织学表现上相似，这是其内部所含的含铁血黄素的磁敏感性所致（图 7.10）。因此，难以与纤维性成分鉴别，但这种疾病与纤维瘤不同，胶原纤维内有明显的毛细血管网，因此呈现出非常强的造影效果，是鉴别的重要影像学表现。

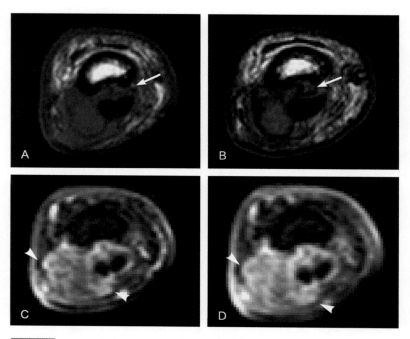

图7.10 **患者，男，20多岁，腱鞘巨细胞瘤。**可见小指的掌侧，有一个在骨与屈肌腱之间伸展的分叶状实体肿瘤。内部在T_1加权像中呈低信号（A，→），在T_2加权像中也呈低信号（B，→），但注射造影剂后，从极早期开始就被整体强化（C，▶），造影效果持续（D，▶）。如果腱鞘可能存在的部位（屈肌腱周围），在T_2加权像中见到呈低信号且提示多血性（早期的造影效果），则腱鞘巨细胞瘤的可能性增大

血管球瘤

◎临床表现

血管球瘤（glomus tumor）具有疼痛的临床症状和局部存在于甲下的特征，比较容易诊断，但肿瘤本身非常小。

◎影像学所见

术前细查肿瘤位置或查找不明的疼痛原因时适合用 MRI 进行扫描。影像学表现为甲下有小结节，多为球形，边界清晰。动态对比研究显示从早期开始被造影，提示为多血性肿瘤（图7.11）。由于病变小，所示显微线圈此时很有用。内部信号是非特异性的，基本不伴有变性。虽然该肿瘤发生在甲下，但发生部位可以是正中或者靠近正中等不同的部位，并且在深部时可能伴有骨侵袭。

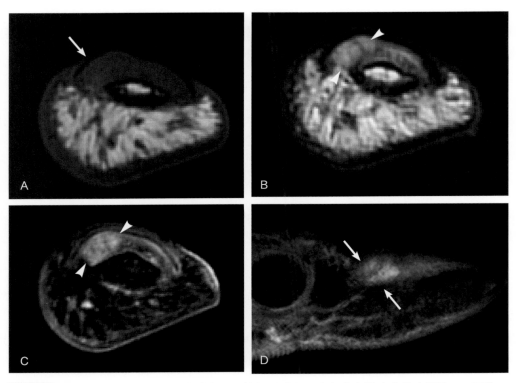

图7.11 **患者，男，30多岁，血管球瘤**。这是经过手术已确定为血管球瘤的病例的MRI图像。A. MRI T₁加权轴位像，甲下部分鼓起，但不清楚是否存在肿瘤（➝）。B. T₂加权轴位像，可以鉴别同一部位有微小结节集合状的略高信号区（➝）。C. 脂肪抑制造影T₁加权轴位像早期，肿瘤整体造影强化（➤）。D. 脂肪抑制造影T₁加权矢状位像，造影持续至延迟期（➝）

第 **7** 章 肿瘤和类似肿瘤的病变

7.8 痛风结节

◎**临床表现**

痛风本身是好发于中年后的男性和闭经后的女性的代谢性疾病。痛风结节（gouty tophus），通常由高尿酸血症引发（急性或慢性），并在关节近旁形成结节。尿酸结晶多沉积于肌腱或耳郭、关节软骨等软组织处。

◎**影像学所见**

影像学诊断首先基于普通 X 线摄片。普通 X 线摄片中痛风结节的特征是，偏侧性，痛风结节在关节旁，可侵袭旁边的关节或骨组织，可见骨赘状的悬垂样边缘。

暂无报道总结痛风结节的 MRI 所见。结节本身在 T_2 加权像中表现丰富多样且不均一，但一般多呈现低信号（图 7.12）。造影后可见边缘或者内部呈结节状，有助于在影像学上与其他关节病相鉴别。

痛风结节多发生在韧带或者关节软骨附近，常伴有侵蚀。多数病变在关节周围形成各种形态的弥漫性肿瘤。并且有时关节旁的肿瘤还会呈现滑膜炎状态，在 MRI 可以观察得到。

7.9 淀粉样变性病

◎**临床表现**

长期透析患者，以 β2 微球蛋白为前体蛋白的淀粉样蛋白会沉积于滑膜、骨髓、腱、韧带、腱鞘及肌肉等结构中，被称为透析相关性淀粉样变性病（amyloidosis）。

◎**影像学所见**

影像学上，可见在上述各种结构或组织中形成不规则的肿瘤。上肢可见于腕关节或腕管处等，有时还会发生腕管综合征。

在普通 X 线摄片中，经常看到钙化，但其频率还不清楚。沉积于腕管腱滑膜处的淀粉样物会引起腕骨多处囊性变。

MRI 相关报道很少，结果也不尽相同。一般来说，淀粉样变性病在 T_1、T_2 加权像中呈现各种不均一的信号，可以见到各种造影效果。但也有报道称，内部的胶原或钙化、坏死、出血、血管、脂肪的多少等会影响信号，而且淀粉样蛋白的种类也会给 MRI 信号带来各种影响。如上所述，显示沉积于各种组织结构这一点也是该病变的 MRI 表现特征（图 7.13）。

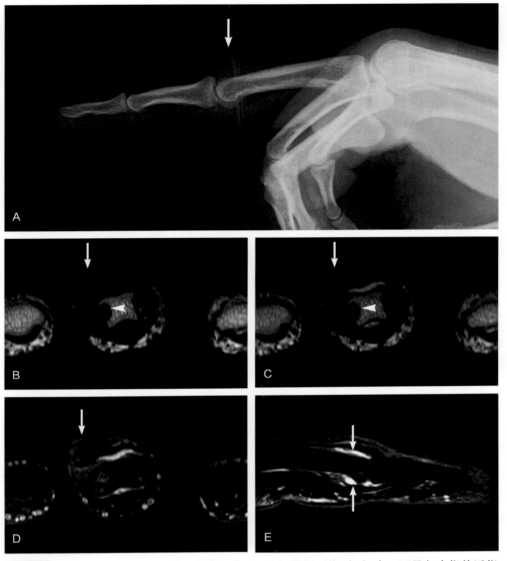

图7.12 **患者，男，30多岁，痛风结节**。普通X线摄片侧面像（A）中，可见与中指的近指间关节一致的肿瘤性病变（➙）。中指近节指骨层面的MRI T_1加权轴位像（B）、T_2加权轴位像（C）、STIR轴位像（D）中均可以在指背侧皮下看到低信号肿瘤（B～D，➙）。此外，近节指骨周围也有低信号区，近节指骨可见骨糜烂（B、C，➤）。STIR矢状位像（E）中，中指近指间关节可见有少量关节积液（E，➙）。患者有高尿酸血症（尿酸为10.2 mg/dL，>7.0 mg/dL），活检结果证实为痛风结节（图片由藤泽湘南台医院放射科 铃木卓也医师惠赠）

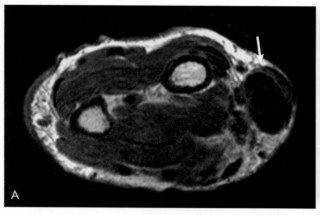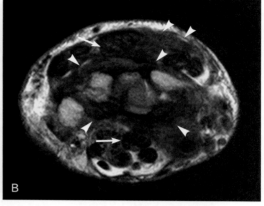

图7.13 患者，女，60多岁，淀粉样变性病。A. MRI T$_2$加权轴位像，前臂远端皮下可见呈现均一低信号的粗大椭圆形结节（→），并向表层隆起。B. 腕管层面的T$_2$加权轴位像，屈肌腱及伸肌腱肿大且呈低信号（→），而且腱周围和腕骨周围呈边界不清的低信号（B，►），这是各组织有淀粉样蛋白沉积的j影像学表现

7.10 纤维脂肪瘤性错构瘤

◎ 临床表现

纤维脂肪瘤性错构瘤（fibrolipomatous hamartoma）是一种罕见的上肢肿瘤，但具有特征性的表现，是 MRI 等可以诊断的肿瘤。

纤维脂肪瘤性错构瘤多数（80%左右）沿着前臂正中神经发生。也有报道称，这种肿瘤会进一步沿着神经的手指分支发展。

病例报道显示涉及的神经还有桡神经、尺神经、臂丛神经、足背神经等。相关的神经症状有疼痛或感觉障碍、腕管综合征等。没有神经症状的病例也不少。最常合并脂瘤性营养异常性巨大发育。好发于儿童及年轻人。

◎ 影像学所见

影像学方面，MRI 很有用，冠状面可以显示其特征性的影像学表现，即神经纤维肥厚的弯曲结构被脂肪信号包围，称为"意大利面征（spaghetti string）"，在轴位面中被称为"同轴电缆征（coaxial cable-like）"，无造影效果。

其临床特征是幼年时开始存在的软质肿瘤，慢慢增大。病因不明，但被认为是纤维脂肪组织的先天异常浸润了神经内膜、神经膜或者神经外膜等，使神经呈纺锤状肿大（图 7.14）。

只要掌握其特征性的影像学表现，鉴别就比较容易了。因此，可以将其作为上肢比较特异的肿瘤来记忆。

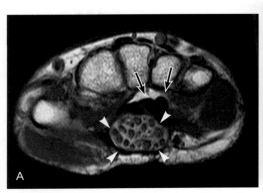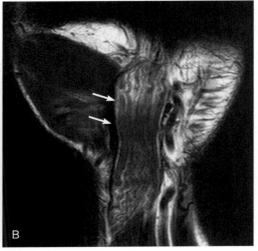

图7.14 患者，男，20多岁，纤维脂肪瘤性错构瘤。在MRI T_1加权轴位像（A）中，腕管内的手掌侧呈高信号，提示为脂肪，在该背景下，几个呈略高信号至低信号的大小结节形成了一个椭圆形的区域（A，►）。该结构将腕管内的正常腱明显压向手背侧（A，→）。该结构在T_2加权冠状位像（B）中显示为丛状结构和处于其间的结构（B，→）。该结构所在位置，本来是正中神经所在的部位，因此可见神经纤维束稀稀拉拉地处于呈高信号的脂肪结构中。正中神经整体明显肿大，腕管内相当紧密。这种神经组织内发生脂肪浸润，使神经纤维束变得稀稀拉拉的影像学表现，提示了该肿瘤的特征——纤维脂肪组织，是纤维脂肪瘤性错构瘤的特征性影像学表现

7.11 脉管畸形和血管性肿瘤

◎临床表现

这种发生在体表、四肢被称为血管瘤（hemangioma）的病变，包括血管性肿瘤（vascular tumor）和脉管畸形（vascular malformation）。两者的治疗方法不同，因此区分处理非常重要。国际脉管性疾病研究学会（International Society for Study of Vascular Anomalies，ISSVA）分类是区分两者的根本性分类体系，基于 ISSVA 分类，日本整形外科学会、日本介入放射学协会制定了《血管瘤和脉管畸形诊疗指南》。

血管性肿瘤的血管内皮细胞具有增殖性。血管瘤最多发于婴儿，出生后 1～4 周出现，1 年内急速增大，其后大多会在 7 岁前慢慢自然消退。如果病变在表面，通常无须进行影像学诊断，但如果发生在深部，则有时需要进行影像学检查。病理组织学上，血管内皮细胞具有红细胞型葡萄糖转运蛋白 1（erythrocyte-type glucose transporter-1，GLUT-1）免疫染色变为阳性的特征。

脉管畸形的血管内皮细胞增殖不足，形态形成异常，不会自然消退，但会随着人的成长而增大，有时会因外伤或者激素的变化（妊娠等）而进一步恶化。GLUT-1 免疫染色为阴性。脉管畸形根据其成分细分为毛细血管畸形、静脉畸形、淋巴管畸形和动静脉畸形，以及混合型畸形。此

外，根据血流动力学的特点还可分为有动脉的高流速（fast-flow）和低流速（slow-flow）两种类型。

静脉畸形，由扩张的静脉腔聚集而成，有血液积留。以前被称为海绵状血管瘤、肌肉内血管瘤。症状有疼痛、肿胀、功能障碍等。动静脉畸形是动脉与静脉不通过毛细血管而直接交汇的状态，可见动脉血流。

◎影像学所见

在普通 X 线摄片中很难看见肿瘤本身，但肿瘤内的静脉石是提示静脉畸形的最好指标。如果发生在深部，有时可见附近的骨有骨膜反应或骨皮质增厚、骨糜烂等。

超声检查可见蜂巢状、多囊状的低回声区，反映扩张的血管腔聚集。还可见静脉石导致的声影和周围扩张的血管。可以通过确认病变内有无动脉血流、流出静脉的位置、流速等血流状态，为制订治疗方针提供重要信息。

通过 MRI 的脂肪抑制 T_2 加权像或 STIR 像，可以客观地掌握病变的扩散情况。通常只对肿瘤部位或软组织的肿胀部位进行扫描，但有时需要对整个上肢等进行大范围扫描。通常为边缘分叶状、多结节状的肿瘤性病变，在 T_1 加权像中呈现与肌肉同等或稍高的信号，有时因内部出血而夹杂高信号区。此外，结节之间有时也夹杂代表脂肪的高信号区，这是其特征之一。在 T_2 加权像中呈高信号，因静脉石或快速血流引起的流空而夹杂有低信号区。在 T_2 加权像中，观察到液面形成的情况也很多（图 7.15）。

影像学所见是非典型的，当怀疑是其他肿瘤性病变时，建议进行活检。

7.12 转移性骨肿瘤

◎临床表现

转移性骨肿瘤（metastatic tumor of bone）虽然罕见，但有时恶性肿瘤会向腕骨、指节骨、指尖等四肢的末端转移。有报道称男性患病率比女性高 2 倍。原发病灶几乎都是肺癌（扁平上皮癌）或者原发不明。恶性肿瘤会向末端骨组织转移的原因暂时还不明确。也有报道称是手指的外伤导致血流增加所致。所有的手指骨及掌骨、腕骨都有可能出现。还有报道称 74% 是单发的。

◎影像学所见

暂无总结影像学所见的报道。反映血行性转移的特征，故多为中心性明显的骨质破坏性病变（图 7.16）。

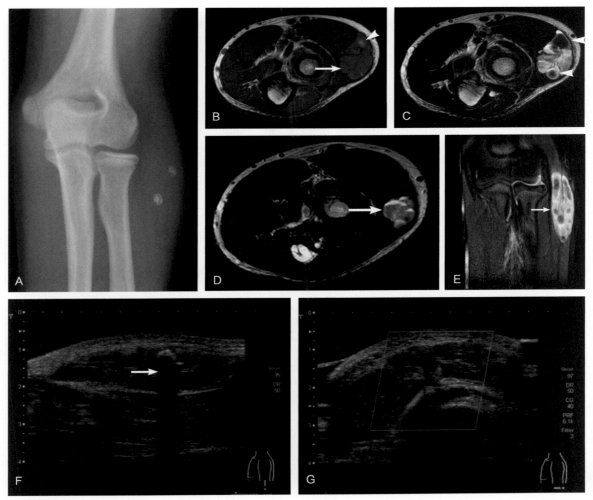

图7.15 患儿，男，10多岁，静脉畸形。A. 普通X线摄片正面像，可见桡骨桡侧的软组织肿胀和多处钙化。B. MRI T_1加权轴位像，右肱桡肌内部，可见比肌肉稍高信号的、边缘为分叶状的肿瘤（→）；还可见部分高信号区（►）。C. 与B同层面的T_2加权轴位像，病变呈高信号，可见部分结节状低信号区（►）。D. 尾侧的T_2加权轴位像，可见液面形成（→）。E. STIR冠状位像，病变呈高信号，可以清楚掌握病变的扩大情况。F. 超声检查图像，可见静脉石的声影（→）。G. 彩色多普勒超声图像，可见病变内血流少

第7章

肿瘤和类似肿瘤的病变

177

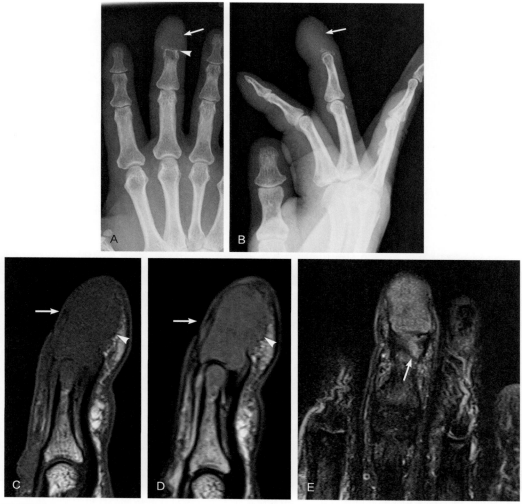

图7.16 患者，男，50多岁，转移至右中指末节指骨的肿瘤病变。普通X线摄片正面像（A）和侧面像（B）中，第3指末节指骨有明显骨质破坏，呈大致透亮像（A、B，➤）。跨过关节，在中节指骨远端也可见骨质破坏（A，➤）。相同部位在MRI T₁加权矢状位像（C）中呈低信号，在T₂加权矢状位像（D）中呈均一的略高信号（C、D，➤）。STIR冠状位像（E）中，同一部位呈若干不均一的略高信号（➤）。该肿瘤性病变不仅破坏了部分骨皮质，向皮下脂肪组织发展（C、D，➤），而且越过关节腔，浸润了中节指骨末端的骨髓（E，➤）。该病例为正在观察病变发展的肺癌患者，经细胞学检查诊断为肺癌转移（图片由日本医科大学整形外科 北川泰之医师惠赠）

参考文献

（1） Pilavaki M, Chourmouzi D, Kiziridou A, et al : Imaging of peripheral nerve sheath tumors with pathologic correlation : pictorial review. Eur J Radiol 2004 ; 52 : 229-239.

（2） Murphey MD, Smith WS, Smith SE, et al : From the archives of the AFIP. Imaging of musculoskeletal neurogenic tumors : radiologic-pathologic correlation. Radiographics 1999 ; 19 : 1253-1280.

（3） Resnick D, Niwayama G : Soft tissues. In : Resnick D（ed）: Diagnosis of bone and joint disorders, 3rd ed. Philadelphia : Saunders, 1995 : 4552-4554.

（4） Suh JS, Abenoza P, Galloway HR, et al : Periphera（1 extracranial）nerve tumors : correlation of MR imaging and histologic findings. Radiology 1992 ; 183 : 341-346.

（5） Stull MA, Moser RP Jr, Kransdorf MJ, et al : Magnetic resonance appearance of peripheral nerve sheath tumors. Skeletal Radiol 1991 ; 20 : 9-14.

（6） Scheithauer BW, Woodruff JM, Erlandson RA : schwannoma. In : Rosai J（ed）: The atlas of tumor pathology 3rd series, fascicle24. Washington DC : Armed Forces Institute of Pathology, 1996 : 105-175.

（7） Okamoto Y, Minami M, Tohno E, et al : Multifocal peripheral nerve involvement associated with multiple myeloma. Skeletal Radiol 2007 ; 36 : 1191-1193.

（8） Gavriilidis P, Panselinas G, Zafiriou G : Hibernoma of the thigh : a lipoma-like variant rare tumour mimicking soft tissue sarcoma. BMJ Case Rep 2012 Nov 30 ; 2012.

（9） Vassos N, Lell M, Hohenberger W, et al : Deep-seated huge hibernoma of soft tissue : a rare differential diagnosis of atypical lipomatous tumor/well differentiated liposarcoma. Int J Clin Exp Pathol 2013 ; 6 : 2178-2184.

（10） Gaskin CM, Helms CA : Lipomas, lipoma variants, and well-differentiated liposarcomas（atypical lipomas）: results of MRI evaluations of 126 consecutive fatty masses. AJR Am J Roentgenol 2004; 182 : 733-739.

（11） O'Donnell PW, Griffin AM, Eward WC, et al : Can Experienced Observers Differentiate between Lipoma and Well-Differentiated Liposarcoma Using Only MRI? Sarcoma 2013 ; 2013 : 982784.

（12） Ohguri T, Aoki T, Hisaoka M, et al : Differential diagnosis of benign peripheral lipoma from well-differentiated liposarcoma on MR imaging : is comparison of margins and internal characteristics useful? AJR Am J Roentgenol 2003 ; 180 : 1689-1694.

（13） Enzinger FM, Weiss SW : Soft tissue tumours, 4th ed. St Louis : Mosby, 2001 : 641-670.

（14） Sim FH, Frassica FJ, Frassica DA : Soft-tissue tumors : Diagnosis, evaluation, and management. J Am Acad Orthop Surg 1994 ; 2 : 202-211.

（15） Ohguri T, Aoki T, Hisaoka M, et al : Differential diagnosis of benign peripheral lipoma from well-differentiated liposarcoma on MR imaging : is comparison of margins and internal characteristics useful? AJR Am J Roentgenol 2003 ; 180 : 1689-1694.

（16） Humphreys S, McKee PH, Fletcher CD : Fibroma of tendon sheath : a clinicopathologic study. J Cutan Pathol 1986 ; 13 : 331-338.

（17） Pulitzer DR, Martin PC, Reed RJ : Fibroma of tendon sheath. A clinicopathologic study of 32 cases. Am J Surg Pathol 1989 ; 13 : 472-479.

（18） Fox MG, Kransdorf MJ, Bancroft LW, et al : MR imaging of fibroma of the tendon sheath. AJR Am J Roentgenol 2003 ; 180 : 1449-1453.

（19） Sookur PA, Saifuddin A : Indeterminate soft-tissue tumors of the hand and wrist : a review based on a clinical series of 39 cases. Skeletal Radiol 2011 ; 40 : 977-989.

第 7 章 肿瘤和类似肿瘤的病变

（20） Hachisuga T, Hashimoto H, Enjoji M : Angioleiomyoma. A clinicopathologic reappraisal of 562 cases. Cancer 1984 ; 54 : 126-130.

（21） Lawson GM, Salter DM, Hooper G : Angioleiomyomas of the hand. A report of 14 cases. J Hand Surg Br 1995 ; 20 : 479-483.

（22） Freedman AM, Meland NB : Angioleiomyomas of the extremities : report of a case and review of the Mayo Clinic experience. Plast Reconstr Surg 1989 ; 83 : 328-331.

（23） Duhig JT, Ayer JP : Vascular leiomyoma. A study of sixtyone cases. Arch Pathol 1959 ; 68 : 424-430.

（24） Yoo HJ, Choi JA, Chung JH, et al : Angioleiomyoma in soft tissue of extremities : MRI findings. AJR Am J Roentgenol 2009 ; 192 : W291-294.

（25） Vanhoenacker FM, Camerlinck M, Somville J : Imaging findings of a subcutaneous angioleiomyoma. JBR-BTR 2009 ; 92 : 80-82.

（26） Gupte C, Butt SH, Tirabosco R, Saifuddin A : Angioleiomyoma : magnetic resonance imaging features in ten cases. Skeletal Radiol 2008 ; 37 : 1003-1009.

（27） Price EB Jr, Silliphant WM, Shuman R : Nodular fasciitis : a clinicopathologic analysis of 65 cases. Am J Clin Pathol 1961 ; 35 : 122-136.

（28） Leung LY, Shu SJ, Chan AC, et al : Nodular fasciitis : MRI appearance and literature review. Skeletal Radiol 2002 ; 31 : 9-13.

（29） Wang XL, De Schepper AM, Vanhoenacker F, et al : Nodular fasciitis : correlation of MRI findings and histopathology. Skeletal Radiol 2002 ; 31 : 155-161.

（30） Coyle J, White LM, Dickson B, et al : MRI characteristics of nodular fasciitis of the musculoskeletal system. Skeletal Radiol 2013 ; 42 : 975-982.

（31） De Beuckeleer L, De Schepper A, De Belder F, et al : Magnetic resonance imaging of localized giant cell tumour of the tendon sheath （MRI of localized GCTTS）. Eur Radiol 1997 ; 7 : 198-201.

（32） Kitagawa Y, Ito H, Amano Y, et al : MR imaging for preoperative diagnosis and assessment of local tumor extent on localized giant cell tumor of tendon sheath. Skeletal Radiol 2003 ; 32 : 633-638.

（33） Karasick D, Karasick S : Giant cell tumor of tendon sheath : spectrum of radiologic findings. Skeletal Radiol 1992 ; 21 : 219-224.

（34） Jelinek JS, Kransdorf MJ, Shmookler BM, et al : Giant cell tumor of the tendon sheath : MR findings in nine cases. AJR Am J Roentgenol 1994 ; 162 : 919-922.

（35） Balsara ZN, Stainken BF, Martinez AJ : MR image of localized giant cell tumor of the tendon sheath involving the knee. J Comput Assist Tomogr 1989 ; 13 : 159-162.

（36） Gandon F, Legaillard P, Brueton R, et al : Forty-eight glomus tumours of the hand. Retrospective study and four-year follow-up. Ann Chir Main Memb Super 1992 ; 11 : 401-405.

（37） Ham KW, Yun IS, Tark KC : Glomus tumors : symptom variations and magnetic resonance imaging for diagnosis. Arch Plast Surg 2013 ; 40 : 392-396.

（38） Khoo JN, Tan SC : MR imaging of tophaceous gout revisited. Singapore Med J 2011 ; 52 : 840-846.

（39） Yu JS, Chung C, Recht M, et al : MR imaging of tophaceous gout. AJR Am J Roentgenol 1997 ;168 : 523-527.

（40） Kopeć J, Gadek A, Drozdz M, et al : Carpal tunnel syndrome in hemodialysis patients as a dialysis-related amyloidosis manifestation--incidence, risk factors and results of surgical treatment. Med Sci Monit 2011 ; 17: CR505-509.

（41） Sekijima Y, Uchiyama S, Tojo K, et al : High prevalence of wild-type transthyretin deposition in patients with idiopathic carpal tunnel syndrome : a common cause of carpal tunnel syndrome in the elderly. Hum Pathol 2011 ; 42 : 1785-1791.

（42） Kodaira M, Sekijima Y, Tojo K, et al : Non-senile wild-type transthyretin systemic amyloidosis presenting as bilateral carpal tunnel syndrome. J Peripher Nerv Syst 2008 ; 13 : 148-150.

（43） 望月隆弘，三戸部倫大，三船尚子，高橋元洋：透析アミロイドーシス早期診断における手根骨MRI の有用性．日腎会．1999; 41（1）: 14-20.

（44） Maheshwari AV, Muro-Cacho CA, Kransdorf MJ, Temple HT : Soft-tissue amyloidoma of the extremities: a case report and review of literature. Skeletal Radiol 2009 ; 38 : 287-292.

（45） Gean-Marton AD, Kirsch CF, Vezina LG, Weber AL : Focal amyloidosis of the head and neck: evaluation with CT and MR imaging. Radiology 1993 ; 181 : 521-525.

（46） Murata H, Kusuzaki K, Hashiguchi S, et al : Bilateral metachronous periosteal tibial amyloid tumors. Skeletal Radiol 2000 ; 29 : 346-348.

（47） Silverman TA, Enzinger FM : Fibrolipomatous hamartoma of nerve : A clinicopathologic analysis of 26 cases. Am J Surg Pathol 1985 ; 9 : 7-14.

（48） Brodwater BK, Major NM, Goldner RD, Layfield LJ : Macrodystrophia lipomatosa with associated fibrolipomatous hamartoma of the median nerve. Pediatr Surg Int 2000 ; 16 : 216-218.

（49） Nilsson J, Sandberg K, Dahlin LB, et al : Fibrolipomatous hamartoma in the median nerve in the arm-an unusual location but with MR imaging characteristics : a case report. J Brachial Plex Peripher Nerve Inj 2010 ; 5 : 1. doi : 10.1186/1749-7221-5-1.

（50） Marom EM, Helms CA : Fibrolipomatous hamartoma : pathognomonic on MR imaging. Skeletal Radiol 1999 ; 28 : 260-264.

（51） 血管腫・血管奇形診断ガイドライン．http://www.dicomcast.com/va/_userdata/vascular%20 anomalies%20practice%20guideline%202013.pdf.

（52） Nozaki T, Nosaka S, Miyazaki O, et al : Syndromes associated with vascular tumors and malformations: a pictorial review. Radiographics 2013 ; 33 : 175-195.

（53） Ly JQ, Sanders TG, Mulloy JP, et al : Osseous change adjacent to soft-tissue hemangiomas of the extremities: correlation with lesion size and proximity to bone. AJR Am J Roentgenol 2003 ; 180: 1695-1700.

（54） Ehara S, Sone M, Tamakawa Y, et al : Fluid-fluid levels in cavernous hemangioma of soft tissue. Skeletal Radiol 1994 ; 23 : 107-109.

（55） Flynn CJ, Danjoux C, Wong J, et al : Two cases of acrometastasis to the hands and review of the literature. Curr Oncol 2008 ; 15 : 51-58.

第 8 章

炎性疾病、变形性疾病及其他疾病

　　上肢中，特别是腕关节和手，是进行 MRI 扫描频率比较高的部位。手有多个小关节，为了查找关节疼痛或者肿胀的原因需进行 MRI 扫描。对于以类风湿关节炎为代表的炎性关节疾病和变形性关节病的鉴别，病变的分布或者普通 X 线摄片所见是引导诊断的关键。

　　以检查病变的扩展为目的进行 MRI 扫描时，应将单侧或双侧腕关节至远指间关节作为扫描范围。这种情况下，空间分辨率会降低，很多时候难以评估关节内的结构。因此，如果需要对关节内的结构进行详细评估，则可以采用小径线圈，集中扫描感兴趣的区域。如果要细查滑膜炎等感染性疾病，最好使用造影剂。

　　MRI 可以客观地检出骨糜烂出现前的活动性滑膜炎，对早期类风湿关节炎的诊断发挥着重要的作用。作为类风湿关节炎的治疗药物，改善病情抗风湿药（disease modifying antirheumatic drugs，DMARD）可以阻止类风湿关节炎的发展。肿瘤坏死因子 α（TNF-α）是与类风湿关节炎中的关节炎和骨破坏有关的细胞因子，生物学制剂中与 TNF-α 结合阻止其作用的药物，不仅能够改善关节炎的症状，还具有抑制骨破坏的效果。及早诊断类风湿关节炎并开始适当的治疗，有望改善预后，其中，MRI、超声检查的临床重要性越来越高。

橘川 薫

8.1 类风湿关节炎及相关疾病

8.1.1 类风湿关节炎

◎ 临床表现

手是几乎所有类风湿关节炎（rheumatoid arthritis）病例均诉称有症状的部位。类风湿关节炎是一种全身性的慢性炎性疾病，被认为与自身免疫有关，但原因不明。据说胶原病中，最多有1%的30岁以上的人口罹患此病，女性居多。该病发病缓慢而隐匿，可引发左右对称的滑膜关节肿胀或疼痛。上肢的近指间（poximal interphalangeal，PIP）关节、掌指（metacarpopha-langeal，MP）关节、腕关节、肘关节、肩关节、肩锁关节是好发部位。左右对称出现症状是其特征，但发病初期有时只出现单关节炎，或呈左右不对称分布。诊断时采用将临床症状与检查结果结合的类风湿关节炎新分类标准（表8.1）。

组织病理学的变化统称为"增生性滑膜炎（hyperplastic synovitis）"，可见伴随类风湿关节炎或胶原病的关节炎；可见滑膜的绒毛状、乳头状增生；可见滑膜间质的毛细血管或细静脉的增生、扩张、充血和淤血。炎性滑膜组织血管翳是指滑膜变成炎性肉芽组织，是类风湿关节炎独特的影像学所见。血管翳从关节边缘的滑膜附着处开始侵入关节表面，析出各种细胞因子 [TNF-α 或白细胞介素6（IL-6）等] 或者蛋白质分解酶。此外，多核巨细胞或巨噬细胞将关节软骨溶解（chondrolysis）并吸收。血管翳进而从软骨消失的部分或关节边缘的滑膜附着处侵入骨内。病情继续发展会引发二次变形性关节病——软骨下骨硬化或强直（关节表面或关节腔被纤维组织填充）。还会引发滑囊或腱鞘的炎症，有时可见滑囊炎或腱鞘炎、腱断裂。腱断裂部位可见腱的胶原纤维发生纤维蛋白样变性。

◎ 影像学所见

普通X线摄片的异常表现，可反映上述组织病理学所见（表8.2）。因关节内的炎性滑膜增生和关节液增加，可见关节囊肿胀、软组织肿胀。由于滑膜充血、淤血，关节旁的骨小梁被吸收，可见关节周围骨质疏松症（periarticular osteoporosis）（图8.1）。出现炎症的滑膜会破坏关节软骨，使关节裂隙变狭小。变形性关节病引起的关节裂隙狭小化是非对称且局部的，而由类风湿关节炎引发的则是弥漫性的。软骨下骨的糜烂从关节边缘没有关节软骨的部分（bare area）开始发生，被称为边缘侵蚀（marginal erosion），好发于PIP关节、MP关节和手腕（图8.2）。示指、中指的MP关节桡侧和中指PIP关节桡侧及尺侧被认为是会最早出现异常的。骨糜烂是诊断类风湿关节炎的重要表现，大多发生在发病初期的2年内。随着关节软骨的破坏不断发展，会看到多处骨糜烂，有时还会形成大囊肿。手可见特征性变形，如鹅颈畸形 [PIP关节过度伸展、远指间（distal interphalangeal，DIP）关节屈曲]、钮孔状畸形（PIP关节屈曲、DIP关节过度伸展）、拇指的"搭便车"变形或者"Z"字变形（MP关节屈曲、IP关节过度

表 8.1　美国风湿病学会 / 欧洲抗风湿病联盟（ACR/EULAR）类风湿关节炎新分类标准

有肿胀或压痛的关节的数量（0 ~ 5 分）	分值
1 个中 ~ 大关节 **	0
2 ~ 10 个中 ~ 大关节 **	1
1 ~ 3 个小关节 *	2
4 ~ 10 个小关节 **	3
11 个关节以上（至少 1 个是小关节 *）	5

血清学检查（0 ~ 3 分）	分值
RF 和抗 CCP 抗体均为阴性	0
RF 或抗 CCP 抗体为低值阳性	2
RF 或抗 CCP 抗体为高值阳性	3

发生滑膜炎的时间（0 ~ 1 分）	分值
小于 6 周	0
6 周以上	1

急性期反应（0 ~ 1 分）	分值
CRP 和红细胞沉降率均为正常值	0
CRP 或红细胞沉降率为异常值	1

注：得分 6 分以上归类为类风湿关节炎（引自日本风湿病学会网站 http://www.ryumachi-jp.com/info/120115_table3.pdf）。

　　*：包括 MP、PIP、第 2 ~ 5 跖趾关节、远指间关节、手腕。

　　* *：包括肩关节、肘关节、膝关节、髋关节及踝关节。

　　* * *：远指间关节、第 1 腕掌关节、第 1 跖趾关节除外。

　　低值阳性：数值比标准值上限大但在上限的 3 倍以内。

　　高值阳性：数值大于标准值的 3 倍。

　　RF—类风湿因子；CRP—C - 反应蛋白；CCP—抗环瓜氨酸肽抗体。

表 8.2　类风湿关节炎时普通 X 线摄片的异常表现和组织病理学所见

普通 X 线异常表现	组织病理学所见
软组织肿胀	滑膜炎及关节积液
骨阴影减弱（关节周围骨质疏松症）	血流增加
关节裂隙狭小化	血管翳引起关节软骨破坏
关节边缘的骨糜烂	血管翳引起关节边缘骨破坏
骨糜烂及软骨下骨囊肿	血管翳引起软骨下骨破坏
骨性关节强直	纤维性及骨性关节强直
关节囊或韧带松弛，肌肉收缩异常	关节变形、半脱位、脱位

上肢关节影像诊断

伸展）（图 8.3）。最终会引发二次变形性关节病或者强直。普通 X 线摄片中的异常表现主要提示关节破坏的进展。

在普通 X 线摄片中异常未明确之前，MRI 就可以检出滑膜炎。MRI 还可以用于监控治疗。滑膜炎时，可见关节囊肿胀、关节内积液或滑膜肥厚。血管翳在 T₁ 加权像中呈低至中等信号，在 T₂ 加权像中呈中等至高信号，关节腔在 T₂ 加权像中呈不均一信号。对于早期滑膜炎的诊断，MRI 造影是有用的，可见手和手指的对称性造影效果。滑膜炎从造影早期就可见明显的造影效果（图 8.4）。造影剂随着时间的推移会扩散到关节液内，因此滑膜边缘会变得不清晰，有可能会导致对滑膜肥厚的过度评估。造影剂注射后 10 分钟（可能的话 5 分钟）内进行扫描最佳。骨病变的重要 MRI 所见，有骨糜烂和骨髓水肿。骨髓水肿是预测将来会发生骨糜烂的重要所见。骨糜烂、骨髓水肿在 T₁ 加权像中呈低信号，在 STIR 像或脂肪抑制 T₂ 加权像中呈高信号，也可见造影效果（图 8.5）。骨髓水肿时边界不清，如果发生骨糜烂，就会有一个边界比较清晰的异常信号区。类风湿关节炎临床试验的结果测量（the outcome measures in rheumatoid arthritis

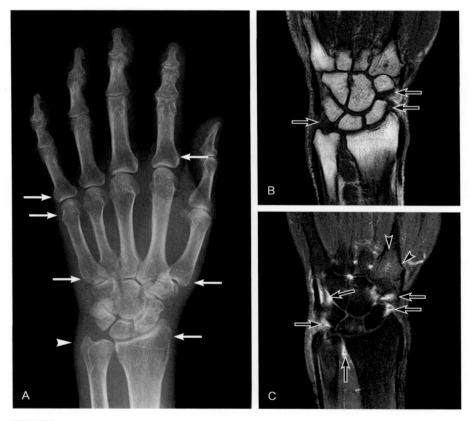

图8.1 患者，女，80多岁，类风湿关节炎（腕关节疼痛和肿胀）。A. 普通X线摄片正面像，腕关节、腕掌关节、掌指关节可见小关节骨质疏松症（→），以及腕关节周围软组织肿胀（▶），没有明显的骨糜烂。B. MRI T₁加权冠状位像，桡腕关节、腕中关节的关节囊可见轻度肿胀（→）。C. 脂肪抑制造影T₁加权冠状位像，除了桡腕关节、腕中关节外，桡尺远侧关节也可见造影效果（→），第2掌骨基部也有造影效果，反映炎症已累及骨髓（▶）

186

clinical trials，OMERACT）在 MRI 中对骨糜烂的定义是：至少 2 个方向可见关节旁有边界清晰的骨病变，至少 1 个方向可见骨皮质断裂。软骨下骨囊肿内可见关节液和滑膜炎。在 MRI 中，可以直接观察到关节软骨变薄或缺损、腱鞘滑膜炎、手或腕关节的腱断裂（图 8.6）、三角纤维软骨复合体损伤等关节结构的破坏。腘窝、鹰嘴、肩峰下 / 三角肌下、跟腱滑囊等处有时也会看到滑囊炎（图 8.7）。

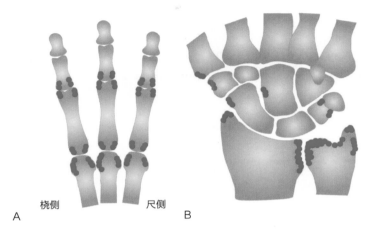

桡侧　　　　尺侧

A　　　　　　　　　　B

图8.2　手指、腕关节中类风湿关节炎骨糜烂的好发部位。A. 示指、中指、无名指示意图。骨糜烂好发于手指中的掌指关节、近指间关节。示指、中指的掌指关节中，初期的骨糜烂在桡侧较先看到。B. 腕关节中，初期多发生在桡尺远侧关节、桡腕关节和腕骨的桡侧和尺侧。尺骨茎突的骨糜烂为茎突前隐窝和尺侧腕伸肌腱鞘的滑膜炎累及所致，桡侧远端骨折发生在桡骨茎突及与之相对的手舟骨远端。三角骨的尺侧、豆三角关节、头状骨桡侧、大多角骨桡侧和第1掌骨基部，也是初期可见骨糜烂的部位

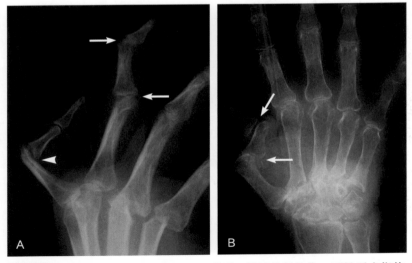

A　　　　　　　　　　B

图8.3　类风湿关节炎的手变形。A. 普通X线摄片斜位像，可见无名指的鹅颈畸形（➝）和小指近指间关节的过度屈曲（▶）。B. 正面像，可见拇指的搭便车变形（➝）

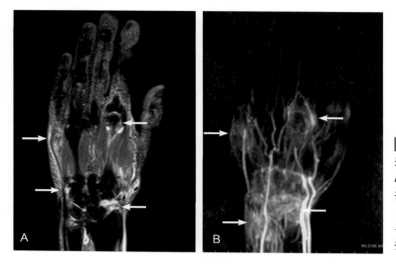

图8.4 患者，女，50多岁，类风湿关节炎（早期造影、多发关节痛）。A. MRI STIR冠状位像，腕关节和示指及小指的掌指关节可见高信号区（➜）。B. 动态 MRI，与A同一部位早期就可见明显的造影效果（➜），提示是活动性高的关节炎

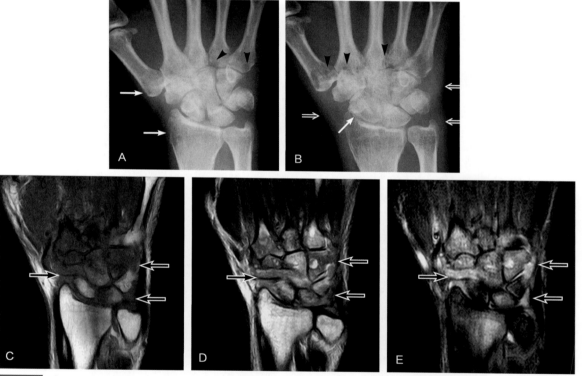

图8.5 患者，女，40多岁，类风湿关节炎［左腕关节肿胀，RA因子91（标准值 0～30）、抗CCP抗体100以上（标准值～5），均为高值］。A. 普通X线摄片正面像。B. 图A拍摄4个月后的普通X线摄片正面像。C～E. 与A同时间的MRI冠状位像（C：T₁加权像，D：T₂加权像，E：STIR像）。在普通X线摄片正面像（A）中，腕关节周围可见骨萎缩（➜），第4、第5掌骨基部可见骨糜烂（➡）。4个月后的正面像（B）中，骨糜烂增加（➡），桡腕关节、腕骨间关节等看到关节裂隙狭小化加剧（➜）。腕关节周围软组织肿胀进一步恶化（B，⟹）。与A同时间的MRI冠状位像（C～E）中，可见桡腕关节、腕中关节的关节囊肿胀，内部在T₁加权像（C）中呈低信号，在T₂加权像（D）中呈略高信号，在STIR像（E）中呈高信号，怀疑滑膜肥厚（C～E，➜）。腕骨、桡骨远端有骨髓水肿，在T₁加权像（C）中呈低信号，在STIR像（E）中呈高信号区。可能是活动性滑膜炎

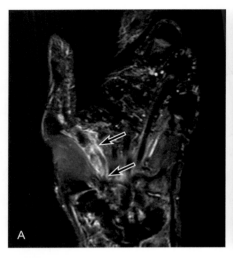
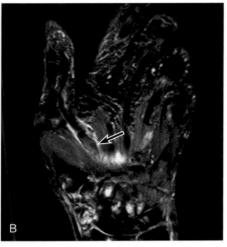

图8.6 患者，男，60多岁，类风湿关节炎（拇长屈肌腱断裂）。患者有30年以上类风湿关节炎病史，右拇指无法弯曲。A、B. MRI STIR冠状位像，拇长屈肌在手掌层面明显肿大，可见信号上升和弯曲，被认为存在肌腱断裂（A、B，➡）。术中可见拇长屈肌腱完全断裂，近端的断端一直回缩至腕管近端

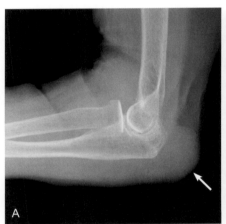
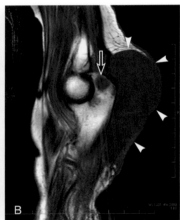
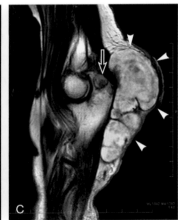
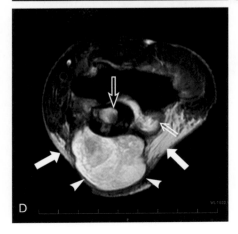

图8.7 患者，女，70多岁，类风湿关节炎（鹰嘴滑囊炎；类风湿关节炎治疗中，左肘肿瘤）。A. 普通X线摄片侧面像。B. MRI T_1加权矢状位像。C. T_2加权矢状位像。D. STIR轴位像。普通X线摄片侧面像（A）中，可见肘关节外侧的软组织肿胀（➡）。肘关节外侧在MRI T_1加权矢状位像（B）中呈低信号，在T_2加权矢状位像（C）中呈不均一的高信号，可见边界清晰、边缘分叶状的肿瘤（B、C，➤）。鹰嘴处可见类似肿瘤信号的圆形病变，可能是类风湿关节炎的骨糜烂（B、C，➡）。STIR轴位像（D）中，可见肿瘤（➤）、鹰嘴骨糜烂（➡）、关节囊肿胀（⇒），还可见肿瘤周围皮下脂肪组织水肿（➡）

8.1.2 银屑病关节炎

◎临床表现

银屑病关节炎（psoriatic arthritis）是类风湿因子呈阴性的脊柱关节炎中的一种。银屑病患者全身可见边界清晰的红斑并伴有鳞屑，病因不明，约有10%合并关节炎。患者很多时候有皮肤病病史，继而引发关节炎，但关节炎先于皮肤病发病的情况也是有的。皮肤症状属中等乃至重症的患者居多。关节病变的分布经常是不对称的。出现于手部的频率最高，DIP、PIP、MP关节常被侵入。银屑病合并关节炎者伴发指甲异常的概率比只有皮肤症状者高，特别是与DIP关节病变有关时。有时可看到手指整个肿胀如腊肠，这是由指间关节和腱鞘的炎症导致的积液及软组织水肿引起的。合并骶髂关节炎时，HLA-B27有时会呈阳性。炎症出现在关节滑膜、肌腱、韧带、肌肉的附着处，症状与属于关节滑膜炎症的类风湿关节炎不同。

◎影像学所见

在普通X线摄片中可见的最早期的异常是软组织肿胀。整个手指呈腊肠状肿胀 [sausage digit, 指炎（dactylitis）]，或整个上肢肿胀。如果是横排型（row pattern），则可见多个DIP关节病变；如果是辐射型（ray pattern），则可见某个手指的多个关节病变。关节裂隙变狭小，手指因软骨下骨的明显破坏，有时可见关节裂隙扩大。骨糜烂在初期可以在关节边缘看到，发展下去可以在中央看到。 骨的增生性改变是银屑病关节炎的独特表现，即骨糜烂周围可见绒毛状、刷毛状的骨增生。在干骺端或骨端沿着骨膜可见骨质增生，这被认为与腱鞘炎有关。类风湿关节炎中是看不到骨的增生性改变的，而银屑病关节炎中则看不到类风湿关节炎的关节周围的骨萎缩表现。有时会看到骨的整体硬化。关节破坏发展下去，会看到关节的半脱位或者脱位、骨断裂（分节化）、关节强直（图8.8 ~ 8.10）。

MRI可以在早期检出病变，由于可以明确炎症的部位，因此有助于与其他关节炎相鉴别。早期的银屑病关节炎以单关节炎或少关节炎的形式出现。屈肌腱鞘滑膜炎及其伴有的软组织肿胀（sausage digit）是银屑病关节炎的特征表现，可见关节囊外的侧副韧带或肌腱附着处等软组织、骨膜有炎症和骨皮质肥厚（图8.11）。如果是指炎，侧副韧带或伸肌腱附着处、滑车（pulley）造影显影的概率较高。指甲有炎症时，造影可见甲床软组织肥厚（图8.12）。骨髓水肿从指节骨边缘关节囊的附着部位开始，扩展至整块骨。骨糜烂也从关节边缘没有关节软骨的部分开始，向中心蔓延。与类风湿关节炎不同，骨髓水肿并不是预测骨糜烂的因素。

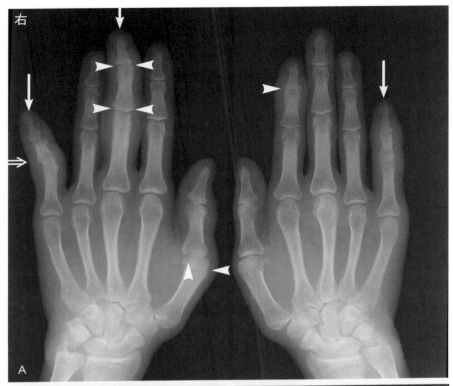

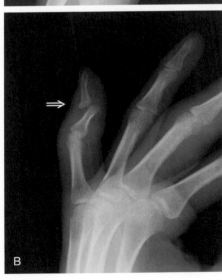
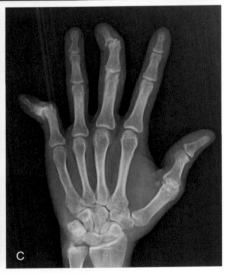

图8.8 患者，男，30多岁，银屑病关节炎。A. 双手普通X线摄片正面像，可见右中指、右小指、左小指的软组织肿胀（sausage digit）（→）；右中指远指间关节和近指间关节、右拇指掌指关节、左示指远指间关节的关节裂隙狭小化，可见骨糜烂（►）；可见右小指近指间关节的排列异常（⇒）；左拇指、右示指、两侧无名指无异常（辐射型）。B. 右手普通X线摄片斜位像，小指远指间关节脱位（⇒）。C. 10年后的右手普通X线摄片正面像，中指远指间关节、小指近指间关节进一步被破坏并出现脱位，拇指掌指关节的骨糜烂、关节裂隙狭小化也有恶化

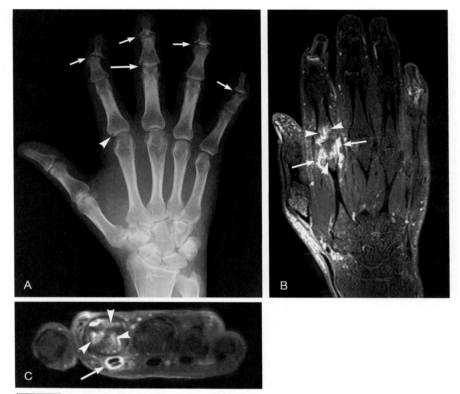

图8.9 患者，男，30多岁，银屑病关节炎。A. 普通X线摄片正面像。B. MRI 脂肪抑制造影T_1加权冠状位像。C. 脂肪抑制造影T_1加权轴位像（掌骨头层面）。普通X线摄片正面像（A）中，可见示指、中指、无名指、小指远指间关节的骨糜烂（横排型）（小箭头）且关节裂隙狭小化；中指近指间关节也可见关节裂隙狭小化、边缘骨糜烂（大箭头）；示指掌指关节桡侧看到骨糜烂（►）。MRI脂肪抑制造影T_1加权冠状位像（B）及掌骨头层面的轴位像（C）中，可见沿着示指掌指关节的关节囊的造影效果（B、C，➤）和骨髓的造影效果（B、C，►）。轴位像（C）中，示指屈肌腱鞘有造影效果，提示腱鞘滑膜炎（➤）（图片由自治医科大学栃木儿童医疗中心小儿图像诊断部 中田和佳医师惠赠）

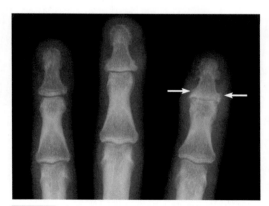

图8.10 患者，男，40多岁，银屑病关节炎（银屑病治疗中）。普通X线摄片正面像，示指远指间关节肿胀，出现骨糜烂和周围的骨增生影像（➤）

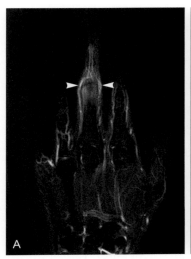
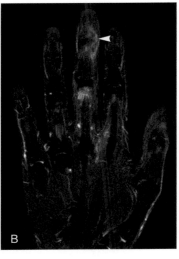

图8.11 患者，女，20多岁，银屑病关节炎。MRI STIR冠状位像。中指近指间关节、远指间关节周围的侧副韧带及肌腱附着处可见高信号区（A、B，►）（图片由自治医科大学栃木儿童医疗中心小儿图像诊断部 中田和佳医师惠赠）

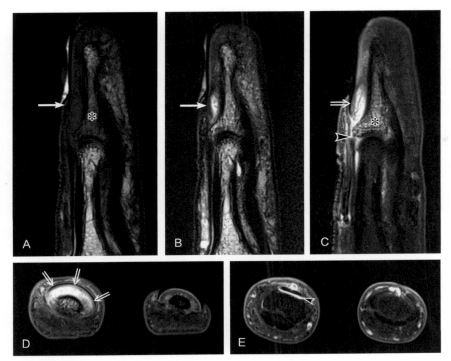

图8.12 患者，男，40多岁，银屑病关节炎。A. MRI T_1加权矢状位像。B. T_2加权矢状位像。C. 脂肪抑制造影T_1加权矢状位像。D、E. 脂肪抑制造影T_1加权轴位像（D：指甲层面，E：中节指骨远端层面）。在MRI T_1加权矢状位像（A）中，可见指甲下（从指甲基质至甲床）的软组织肿胀（→）；同一部位在T_2加权像（B）中呈高信号（→）。远节指骨的骨髓信号在T_1加权像中降低（A，*）。在脂肪抑制造影T_1加权矢状位像（C）、指甲层面的脂肪抑制造影轴位像（D）中，可见肥厚的甲下软组织造影效果（C、D，⇒）。指伸肌腱远节指骨附着处也可见造影效果（C，►）。远节指骨的骨髓可见造影效果（C，*）。中节指骨远端层面的脂肪抑制造影轴位像（E）中，可见指伸肌腱周围的造影效果（E，►）（图片由自治医科大学栃木儿童医疗中心小儿图像诊断部 中田和佳医师惠赠）

8.1.3 RS3PE 综合征

◎临床表现

血清阴性滑膜炎伴凹陷性水肿（remitting seronegative symmetrical synovitis with pitting edema，RS3PE）综合征是一种突发性疾病，主诉为双上肢肿胀和疼痛，双上肢有对称性滑膜炎时可见两手背（有时两足背）有凹陷性水肿。60 岁以上高龄者多表现为类风湿因子阴性，短期给予少量类固醇会奏效，是一种预后良好的疾病。也有报道称，RS3PE 综合征可作为恶性肿瘤的伴随症状出现。细查有无腱鞘炎、关节炎、骨破坏等，以及与类风湿关节炎相鉴别时需进行影像学诊断。

◎影像学所见

在普通 X 线摄片、MRI 中无骨糜烂等关节破坏表现。MRI 中可见腱鞘积液，伸肌腱比屈肌腱更显著，还可见关节积液（图 8.13）。

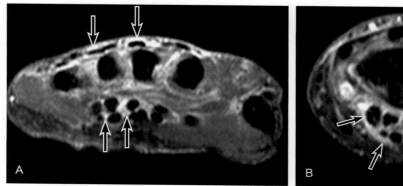
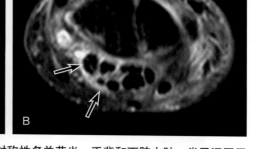

图8.13 患者，男，70多岁，RS3PE综合征（两侧对称性多关节炎，手背和下肢水肿，类风湿因子阴性，抗CCP抗体阴性。给予少量类固醇后迅速改善）。MRI STIR轴位像，伸肌腱、屈肌腱的腱鞘可见积液（➡）

8.2 感染性炎症

8.2.1 化脓性感染

手部感染性炎症的发展有一定的模式，要了解这些模式首先必须理解其解剖。指屈肌腱被滑囊包裹，防止在横跨关节的位置与周围的组织产生摩擦。腱鞘可分为 2 层，一层是与腱相连的脏层，一层是与滑轮结构接触的壁层，指屈肌腱位于远指间关节至掌骨颈的位置。一旦指屈肌腱鞘感染导致腱鞘内压上升，腱的营养血管就会被压迫，从而造成闭塞，进而可能会引起腱坏死或断裂。手腕掌侧有桡侧滑液鞘（radial bursa）和尺侧滑液鞘（ulnar bursa），桡侧滑液鞘与拇长屈肌腱鞘相连，尺侧滑液鞘与小指屈肌腱鞘相连，在近端与第 3、第 4 掌骨基部重叠，较为宽广（图 8.14）。示指、中指、环指的腱鞘通常不会与手腕滑液鞘相连，有变异时大多可看到腱鞘与滑液鞘之间的交通，变异发生率约为 15%。有时桡侧滑液鞘与尺侧滑液鞘也会交通。手掌侧深层有 3 个间隙，分别是鱼际间隙（thenar space）、掌中间隙（midpalmar space）和小鱼际间隙（hypothenar space）。帕罗纳间隙（Parona 间隙）在前腕远端掌侧位于旋前方肌的筋膜与指深屈肌腱的腱鞘之间，是隐性间隙，与桡侧或尺侧腱鞘间隙并不直接相通，但感染时会穿破这些间隙（图 8.15）。

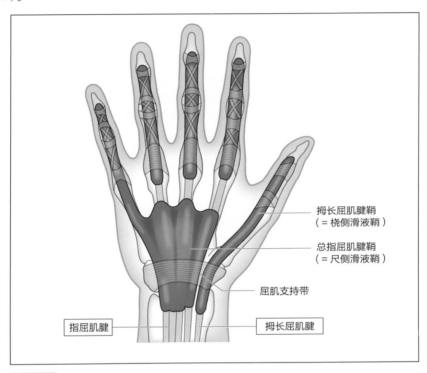

拇长屈肌腱鞘
（＝桡侧滑液鞘）

总指屈肌腱鞘
（＝尺侧滑液鞘）

屈肌支持带

指屈肌腱

拇长屈肌腱

图8.14 手掌侧的滑液鞘

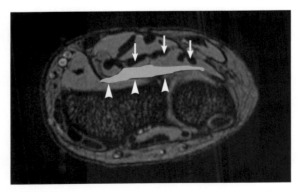

图8.15 帕罗纳间隙。帕罗纳间隙是位于旋前方肌筋膜（►）与指深屈肌腱（腱鞘）（→）之间的隐性间隙

滑液鞘是感染扩大的必经之路，知道这些解剖知识对于正确评估感染性炎症是必需的，且有助于评估是否适用外科治疗。

◎ **临床表现**

手的感染包括蜂窝织炎、坏死性筋膜炎、甲沟炎、化脓性指头炎、手指屈肌腱鞘炎、深部感染（肌炎）、化脓性关节炎、骨髓炎等。发生在指尖的感染性炎症最多，多因外伤而直接感染，血源性感染较少。对于糖尿病患者或者经常使用静脉注射药剂者，使用酒精或类固醇、痛风、类风湿关节炎、肾功能不全等都是其危险因子。引起感染的细菌多为金黄色葡萄球菌、溶血性链球菌。如果是咬伤，一般会引起混合感染（表8.3）。

▌表 8.3　感染性炎症的类型和主要的致病菌（引自文献 27，部分更改）

感染性炎症的类型	主要的致病菌
蜂窝织炎	金黄色葡萄球菌、链球菌属
坏死性筋膜炎	链球菌属、多菌属
脓肿	金黄色葡萄球菌
手指屈肌腱鞘炎	金黄色葡萄球菌、厌氧菌
骨髓炎	金黄色葡萄球菌
被人咬伤	金黄色葡萄球菌、链球菌属、侵蚀艾肯菌、厌氧菌
被动物咬伤	多杀性巴氏杆菌、金黄色葡萄球菌、链球菌属

蜂窝织炎是皮下组织感染引起的炎症，会形成脓肿或向深层组织发展。

甲沟炎是最常见的手部感染症，由指甲周围组织的细菌感染引起。化脓性指头炎是指尖皮下组织的化脓性炎症，指尖的指腹侧会形成脓肿。指腹皮下脂肪组织被从远节指骨骨膜延伸至皮肤的隔膜分隔成格子状的隔室。一旦这些隔室发生感染，就会引起隔室综合征，产生强烈的疼痛。有时会累及皮肤，导致皮肤坏死或形成瘘孔，或者扩大至深层并发骨髓炎（图8.16）。

如果是指屈肌腱的化脓性腱鞘炎，腱鞘内压上升会造成腱坏死或断裂，而且粘连还会引起手指活动受限。拇指或小指的化脓性腱鞘炎可能会向桡侧滑液鞘 – 帕罗纳间隙 – 尺侧滑液鞘发展（马蹄状脓肿）。

深层感染症中最常见的是鱼际间隙感染。除了贯穿性外伤，邻近的屈肌腱鞘炎和皮下脂肪组织感染的累及都是其引发原因。

◎ **影像学所见**

影像学诊断中最重要的是，正确捕捉感染、感染的位置及其扩散情况。

应用普通 X 线摄片可评价有无异物、化脓性关节炎、骨髓炎和骨折。骨髓炎早期仅可看到软组织肿胀，发病后 1 ~ 2 周，出现单层或多层骨膜反应，可见边界不清的骨破坏。如果是化脓性关节炎，可见关节囊肿胀，进一步发展时会看到关节裂隙狭小化、关节两侧骨糜烂（图8.16）。

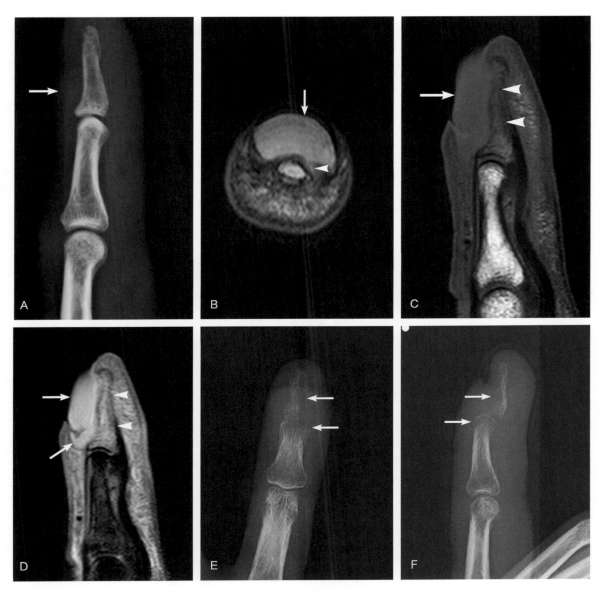

图8.16 患者，男，40多岁，甲沟炎、骨髓炎。患者2周前右示指出现无诱因疼痛，原本就有肉刺，反复出血。A. 普通X线摄片侧面像。B. 图A拍摄4周后的MRI T₂加权轴位像。C. 图A拍摄4周后的T₁加权矢状位像。D. 图A拍摄4周后的STIR矢状位像。E. 图A拍摄6周后的普通X线摄片正面像。F. 图A拍摄6周后的普通X线摄片侧面像。在普通X线摄片侧面像（A）中，手指末节指背侧可见软组织肿胀（➔），骨和关节未见异常。图A拍摄4周后的MRI T₂加权轴位像（B）中，可见甲床呈高信号，有积液（➔），部分与末节指骨相连（►）。图A拍摄4周后的MRI T₁加权矢状位像（C）中，不仅可见创伤部位有脓肿（➔），还可见末节指骨的骨髓信号降低（►）。STIR矢状位像（D）中，可见脓肿（➔）、末节指骨整体的骨髓信号上升（►），怀疑骨髓炎。MRI扫描后施行拔甲手术，排出脓液。图A拍摄6周后的普通X线摄片正面像（E）及侧面像（F）中，可见末节指骨背侧及桡骨侧的骨破坏，骨破坏跨过远指间关节累及中节指骨（E、F，➔）

超声检查，对于检出皮下组织或深层滑液鞘、腱鞘、关节的积液及脓肿很有优势。如果是急性骨髓炎，可以检出骨膜肥厚和骨膜下脓肿。检出积液时应取样鉴定致病菌。

病变在 MRI T_1 加权像中呈低信号，在 STIR 像 / 脂肪抑制 T_2 加权像中呈高信号区。如果是蜂窝织炎，在 T_1 加权像中可见线状、网状、不规则的低信号区，在 STIR 像 / 脂肪抑制 T_2 加权像中可见高信号区。这些影像学所见与水肿一样，但蜂窝织炎可见造影效果。一旦脓肿形成，在 T_1 加权像中就可见低至中等信号区，在 STIR 像 / 脂肪抑制 T_2 加权像中可见高信号区，边缘可见造影效果。如果是化脓性腱鞘炎或化脓性关节炎，可见滑膜的造影效果、滑膜周围水肿，以及内部积液（脓）（图 8.17）。T_1 加权像中信号减弱，STIR 像 / 脂肪抑制 T_2 加权像中信号增强，并可见造影效果，对于检出骨髓炎很有用（图 8.16）。如果是慢性骨髓炎且已形成腐骨，在 T_1、T_2 加权像中呈低信号，且无造影效果。

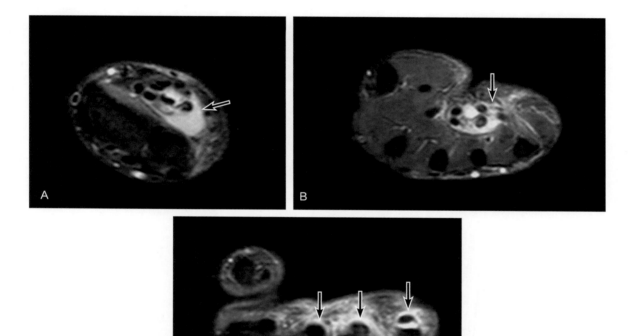

图8.17 **患者，女，20多岁，化脓性腱鞘炎**。患者10日前开始右手腕痛，急剧恶化，手指不能自主运动。发热38℃，白细胞增多（12.6×10^9/L）。MRI STIR轴位像。在桡尺远侧关节层面（A）、掌骨近端层面（B）的轴位像中，可见指屈肌腱鞘尺侧显著的高信号区（A、B，➡），考虑是尺侧滑液鞘积液（脓）。掌骨远端层面（C）中，可见小指屈肌腱鞘积液，环指、中指的屈肌腱鞘信号上升（➡），手掌屈侧软组织有高信号区

8.2.2 结核性感染

◎**临床表现**

结核对于免疫缺陷患者以及发展中国家来说是一个重要问题，在 HIV 感染、末期肾功能不全、器官移植后，以及用免疫抑制剂进行治疗等情况下需要特别注意。在肺外结核病中，肌肉骨骼系统的结核病占 25%。骨关节结核中，脊柱最多，约占 50%，四肢中，下肢（髋关节或膝关节）比上肢多。时常出现误诊的情况，原因包括症状无特异性、合并肺结核的比例只有 30%～60%、渗出液染色难以鉴定结核菌、普通 X 线摄片图像与类风湿关节炎相似等。腕关节在上肢中是结核性感染（tuberculous infection）发生率最高的部位。

与化脓性关节炎一样，结核性关节炎一般是单关节炎，血流会导致干骺端感染。如果是儿童，干骺端的感染灶会越过生长板向骨端发展（transphyseal spread），这是结核感染独有的特征，在化脓性关节炎中是看不到的。有时还会出现关节滑膜、腱鞘或滑囊等的感染。如果是腕关节结核，会引发手指屈肌腱鞘炎及横贯手腕的手背伸肌腱鞘炎。结核性关节炎分 3 个阶段。第一阶段，关节滑膜感染，主诉有疼痛、肿胀、活动受限。第二阶段，受到感染的滑膜侵蚀软骨下骨，发生关节软骨破坏、骨糜烂、囊性变。如果得不到适当治疗，会向关节周围的软组织发展，形成寒性脓肿或窦道。一旦窦道形成，就会合并细菌感染。第三阶段，可见关节变形、脱位、部分强直。诊断时需进行滑膜活检并提取关节液以鉴定结核分枝杆菌。诊断常需配合活检，但中心部出现干酪样坏死时很难鉴别细菌类型，因此需从骨病变的外缘取样，这一点非常重要。

◎**影像学所见**

结核性关节炎在普通 X 线摄片中的表现被称为 Phemister 三联征，即关节周围骨质疏松症、关节边缘骨糜烂和关节裂隙缓慢狭小化。由于结核分枝杆菌不产生蛋白质分解酶，故关节软骨不会被破坏，这与化脓性关节炎不同，关节裂隙容易保持至后期。并且，早期骨破坏的边缘边界清楚，除儿童外，骨膜反应少。骨硬化或强直、关节结构的破坏多见于晚期。

MRI 在显示滑膜炎、肉芽肿、骨糜烂和关节周围脓肿等方面具有优势，可以在早期检出病变。MRI 常作为滑膜切除术的术前检查施行。关节液在 T_2 加权像中呈高信号，而干酪样坏死的部位、纤维化、碎片、关节内游离体、钙化或者隔室结构等可以呈低至中等信号。还可见骨髓水肿或炎症累及周围软组织（图 8.18）。窦道在 T_2 加权像中呈线状高信号，边缘可见造影效果（轨道征增强）。结核性腱鞘滑膜炎多发生在手和腕关节，屈肌腱鞘和桡尺骨滑液鞘容易被侵入。

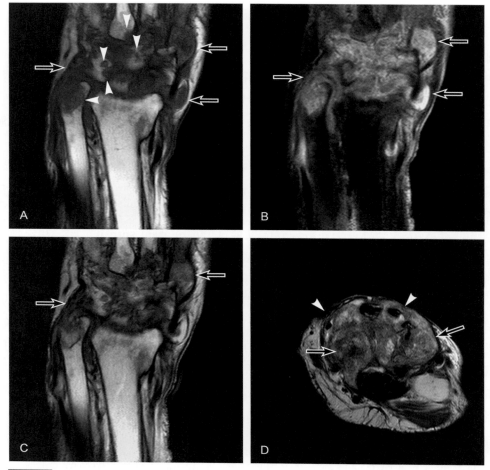

图8.18 患者，女，60多岁，结核性关节炎。患者8个月前开始手腕痛并肿胀，逐渐恶化。6个月前因诊断蜂窝织炎和脓肿进行了穿刺培养，但没有检出致病菌，皮肤形成窦道，创部渗出液检出结核分枝杆菌。A. MRI T₁加权冠状位像。B. STIR冠状位像。C. T₂加权冠状位像。D. T₂加权轴位像。在MRI T₁加权冠状位像（A）中，可见腕关节囊肿胀（➡），尺骨远端、腕骨、掌骨基部有多个疑似骨糜烂的边界比较清晰的低信号区（▶）；腕骨轮廓不清，可能是骨糜烂引起的破坏。在STIR冠状位像（B）中，腕关节腔、腕骨及桡尺骨远端、掌骨基部均呈高信号（➡）。在T₂加权冠状位像（C）、T₂加权轴位像（D）中，肿胀的关节囊内部呈低至中等信号（C、D，➡）。轴位像（D）中，可见病变直达皮肤，皮肤出现缺损（▶）

8.2.3 猫抓病

◎临床表现

猫抓病（cat-scratch disease）即因被猫抓伤、咬伤感染汉赛巴尔通体（Bartonella henselae）而发病，多见于20岁以下者。受伤后的3～10日，受伤部位会出现初期病变，即皮疹。皮疹会在数日或数周后消失。1～2周后会出现淋巴结肿大，并伴有疼痛。淋巴结肿大是单侧的，出现在肘关节附近、腋窝、颈部或腹股沟等处。伴有发热、倦怠感和头疼等。淋巴结肿大会持续数周至数月，多数可自然痊愈。非典型症状包括脑炎、脑膜炎、神经炎、骨髓炎、心内膜炎、肝炎、血小板减少性紫癜、肺炎等。淋巴结活检很多时候无法分离出致病菌，要确诊可以采用血清学诊断或以 PCR 法检出汉赛巴尔通体的遗传因子等。

◎影像学所见

致病菌侵入的部位可见局部淋巴结肿大和周围大范围水肿。淋巴结肿大在 MRI T_1 加权像中呈低信号区，在 T_2 加权像中呈略高信号、边界不清的区域。如果发生坏死，在 T_2 加权像中肿物内部可见高信号区，坏死以外的部分可见造影效果（图 8.19）。

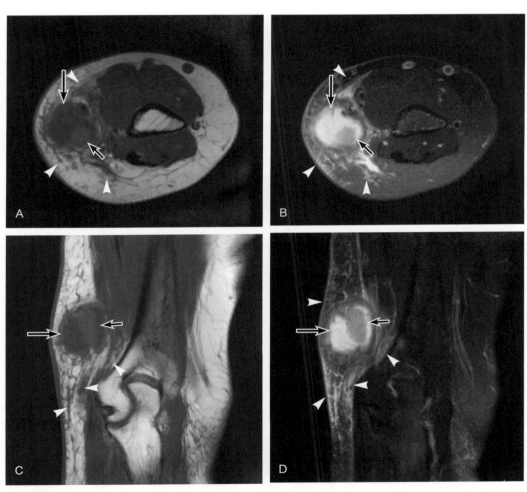

图8.19 患者，女，50多岁，猫抓病（左肘皮下触及肿块，数日后出现肿胀和疼痛。曾经被饲养的猫咬伤）。A. MRI T_1加权轴位像。B. 脂肪抑制T_2加权轴位像。C. T_1加权冠状位像。D. 脂肪抑制T_2加权冠状位像。图A～D中，上臂远端内侧皮下脂肪组织内可见肿块。部分内部结构在T_1加权像中呈低信号，在脂肪抑制T_2加权像中呈高信号（A～D，大箭头）；还有部分在T_1加权像中呈比肌肉稍高的中等信号，在脂肪抑制T_2加权像中呈略高信号（A～D，小箭头），前者可能是坏死。肿块周围脂肪组织的隔室结构明显，在脂肪抑制T_2加权像中信号增强，可能是水肿（A～D，►）（图片由沼津市立医院放射科 藤本肇医师惠赠）

8.3 变形性关节病

◎ **临床表现**

　　手是变形性关节病的好发部位，拇指的腕掌（carpometacarpal，CM）关节、示指至小指的远指间关节、近指间关节的发生率很高。拇指 CM 关节是由大多角骨和第 1 掌骨组成的鞍状关节，可掌屈、背屈、桡屈、尺屈、内收、外翻、对掌、旋转等，可动范围大。拇指 CM 关节病中，扭转、握紧等动作会加剧疼痛，造成活动范围受限或关节不稳定。远指间关节、近指间关节的变形性关节病，好发于中老年女性、闭经后女性，多为多个手指、双侧性。有时伴有关节肿胀、疼痛，临床表现与类风湿关节炎等炎性疾病相似（炎性骨关节炎）；外观上，关节肥大，形成结节。远指间关节的结节称为赫伯登结节，近指间关节的结节称为布夏尔结节（图 8.20）。有时远指间关节背侧可见小的明胶状囊肿（黏液囊肿），是造成指甲变形或疼痛的原因（图 8.21）。若要与类风湿关节炎相鉴别可进行 MRI 扫描，但若是变形性关节病的诊断，普通 X 线摄片更易查看病变的分布或骨赘等，诊断更容易。

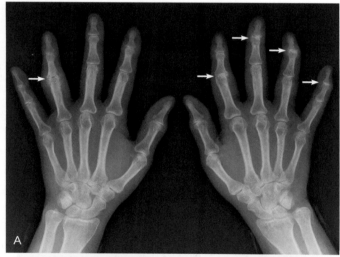

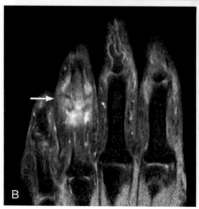

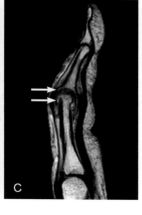

图8.20 患者，女，50多岁，变形性关节病（赫伯登结节和布夏尔结节）。2年前右环指近指间关节出现肿胀和疼痛，1年前左示指近指间关节出现肿胀和疼痛（为排除类风湿关节炎而进行细查）。A. 普通X线摄片正面像，左环指、右示指的近指间关节和右手的中指、环指、小指的远指间关节肿大，可见关节裂隙狭小化，形成骨赘（→）。B. MRI STIR 冠状位像，以右环指近指间关节为中心，骨髓和周围软组织可见高信号区（→）。C. T_2加权矢状位像，可见近指间关节的基节骨、中节骨有骨赘形成（→）

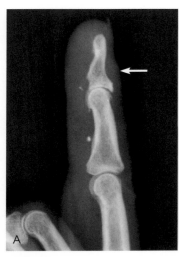
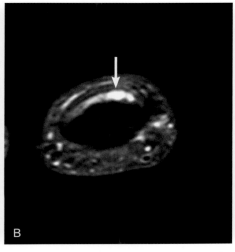
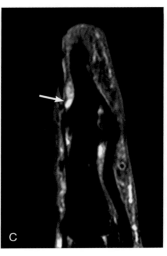

图8.21 患者，男，60多岁，黏液囊肿（环指指甲变形）。A. 普通X线摄片侧面像。B. MRI STIR轴位像。C. STIR矢状位像。无名指的普通X线摄片侧面像（A）中，可见远指间关节的关节裂隙狭小化和骨赘形成，以及甲床轻度软组织肿胀（→），指腹侧软组织内可见轻微钙化。MRI STIR轴位像（B）及矢状位像（C）中，指甲基质可见疑似囊肿的高信号区（B、C，→）

◎影像学所见

　　影像学上可见明显的骨赘、关节裂隙狭小化、软骨下骨的骨囊肿、软骨下骨硬化。如果是远指间关节、近指间关节的炎性变形性关节病，在指节骨的软骨下骨中心会看到骨糜烂，其关节面呈波浪状，称为海鸥翼征（gull wing deformity）（图8.22）。有时可见强直。如果是拇指CM关节病，会看到掌骨的桡侧半脱位或软骨下骨形成囊肿、骨赘、分裂的骨片（图8.23）。

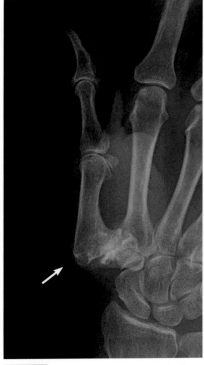

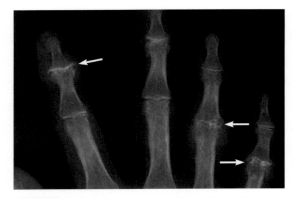

图8.22 患者，女，60多岁，海鸥翼征。普通X线摄片正面像，可见示指远指间关节、无名指及小指的近指间关节有关节裂隙狭小化和骨赘形成。各关节远端的指节骨基部呈海鸥展翅的形状（→）

图8.23 患者，女，60多岁，拇指腕掌关节变形性关节病。拇指普通X线摄片正面像，可见拇指腕掌关节有关节裂隙狭小化、软骨下骨硬化和骨赘形成。掌骨离开大多角骨向桡侧半脱位（→）

8.4 腕关节不稳定

◎**解剖和病理**

　　腕关节韧带包括连接前臂骨与腕骨的外韧带和连接多块腕骨的内韧带。内韧带包括连接同一排腕骨的较短的掌侧韧带、背侧骨间韧带和连接两排腕骨的韧带（图 8.24）。舟月韧带（scapholunate ligament）由掌侧舟月韧带、背侧舟月韧带和近端纤维软骨膜组成。其中，背侧舟月韧带在背侧的远端，是连接手舟骨和月骨的厚的韧带纤维集合体，对于维持舟月关节的稳定性至关重要。近端纤维软骨膜位于手舟骨和月骨的近端边缘，起分隔桡腕关节和腕中关节的作用。月三角韧带也分为掌侧和背侧两条，掌侧月三角韧带厚而强韧。掌侧和背侧月三角韧带最远端的纤维与舟月韧带相连，形成掌侧和背侧的舟三角韧带。

　　腕中关节的掌侧有多条韧带。尺侧有连接三角骨与钩骨以及头状骨的厚韧带（弓状韧带尺侧，ulnar arm of the arcuate ligament）。桡侧在舟骨结节与远排腕骨之间有前内侧舟头韧带和背外侧舟大小多角韧带。这些对于维持手舟骨的正常排列非常重要。月骨与头状骨之间没有韧带连接。

　　远排腕骨之间也有多条强韧的骨间韧带，通过维持横向腕骨的排列，对保护腕管至关重要。

　　近排腕骨没有肌腱附着处，肌肉的收缩先传递至远排腕骨，近排腕骨在腕中关节的关节囊收紧至一定水平才会被动地运动。远排腕骨的连接坚固，在功能上可以作为一个功能体运动，近排腕骨的连接不如远排腕骨坚固，各自的运动方法有差异。理查曼等以卵圆环的概念来说明腕骨的功能（图 8.25）。远排腕骨在桡侧与手舟骨相连，在尺侧与三角骨相连。手舟骨和三角骨都与月骨相连。这 4 组连接任何一组断裂，都会导致腕关节的运动或前臂的力量传递发生变化。一旦受到轴向的压迫力，相对前臂骨的长轴呈倾斜状的手舟骨就会掌屈，有旋前的倾向。这个掌屈运动通过舟月韧带、月三角韧带传递至月骨、三角骨，并经过舟大小多角骨间关节或舟头韧带（外侧）及三角钩韧带（内侧），使得月骨和三角骨也掌屈。如果舟月韧带断裂，手舟骨与其他近排腕骨就不再相连，掌屈和旋前位就会出现异常，月骨和三角骨被远排腕骨压迫，背屈异常。这种状态就是近排腕骨背伸不稳定（dorsal intercalated segmeat instability，DISI）。DISI 时，手舟骨近端离开桡骨关节向背侧、桡侧半脱位，在腕关节中压力作用于桡腕关节的背侧、桡侧，因此该部位经常发生变形性改变（图 8.26）。DISI 在临床上多见于手舟骨骨折形成的假关节时（图 8.27）。如果月三角韧带断裂，手舟骨和月骨就会出现掌屈异常，由于三角骨与远排腕骨坚固地连在一起，所以会保持该位置。这种状态就是中间体掌屈不稳定（volar intercalated segment instability，VISI）。

　　腕关节不稳定除了外伤，在先天异常、月骨无菌性坏死等骨坏死、炎性关节疾病中也可见。舟月骨进行性塌陷（SLAC 腕）是腕关节变形性关节病，可见 DISI（图 8.28）。

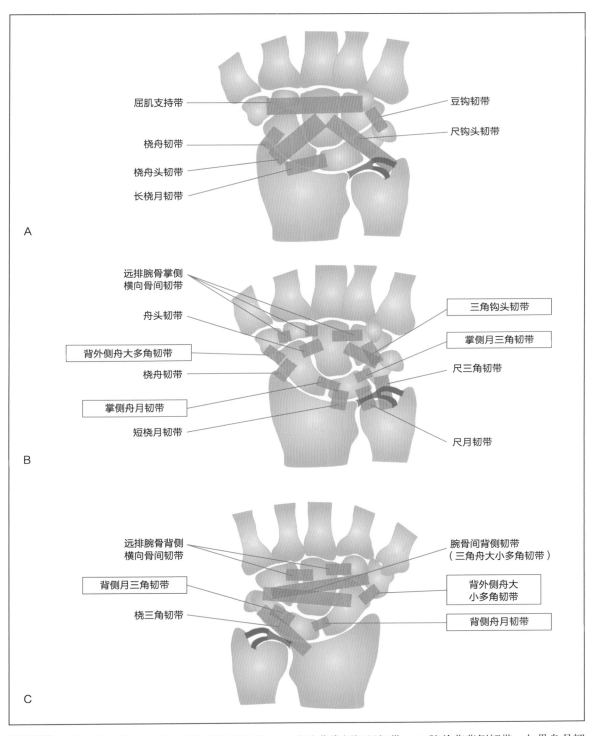

屈肌支持带

桡舟韧带

桡舟头韧带

长桡月韧带

豆钩韧带

尺钩头韧带

A

远排腕骨掌侧
横向骨间韧带

舟头韧带

背外侧舟大多角韧带

桡舟韧带

掌侧舟月韧带

短桡月韧带

三角钩头韧带

掌侧月三角韧带

尺三角韧带

尺月韧带

B

远排腕骨背侧
横向骨间韧带

背侧月三角韧带

桡三角韧带

腕骨间背侧韧带
（三角大小多角韧带）

背外侧舟大
小多角韧带

背侧舟月韧带

C

图8.24 **腕关节的韧带**。A. 腕关节掌侧浅层韧带。B. 腕关节掌侧深层韧带。C. 腕关节背侧韧带。如果舟月韧带、月三角韧带、舟大大多角韧带、三角钩头韧带损伤，就会引起腕关节不稳定（基于以下文献制作：Green's operative hand surgery, 6th ed. Philadelphia: Elsevier Churchill Livingstone, 2010. 及手外科用語集. 改訂第4版. NAP, 2012.）

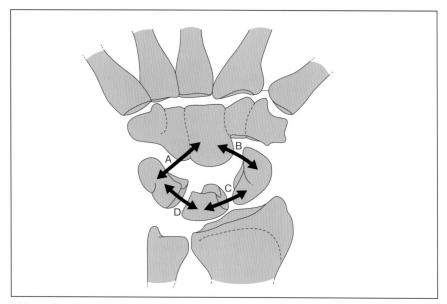

图8.25 卵圆环理论。腕骨的运动学中，远排腕骨是一个固定的组，在尺侧与三角骨连接，在桡侧与手舟骨连接（A、B线）。手舟骨与月骨（C线）连接，三角骨与月骨（D线）连接，4组结构组成一个圆环。任何一组连接断裂，都会为腕骨的运动、力量的传递带来障碍，引发腕关节不稳定（基于以下文献制作：Green's operative hand surgery, 6th ed. Phila-delphia: Elsevier Churchill Livingstone, 2010.）

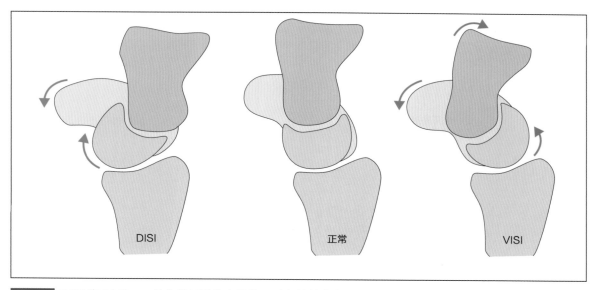

图8.26 DISI 和 VISI。一旦舟月韧带发生损伤，手舟骨就会掌屈，月骨就会背屈，引发DISI。如果是月三角韧带损伤，手舟骨和月骨就会掌屈，头状骨背屈，引发 VISI

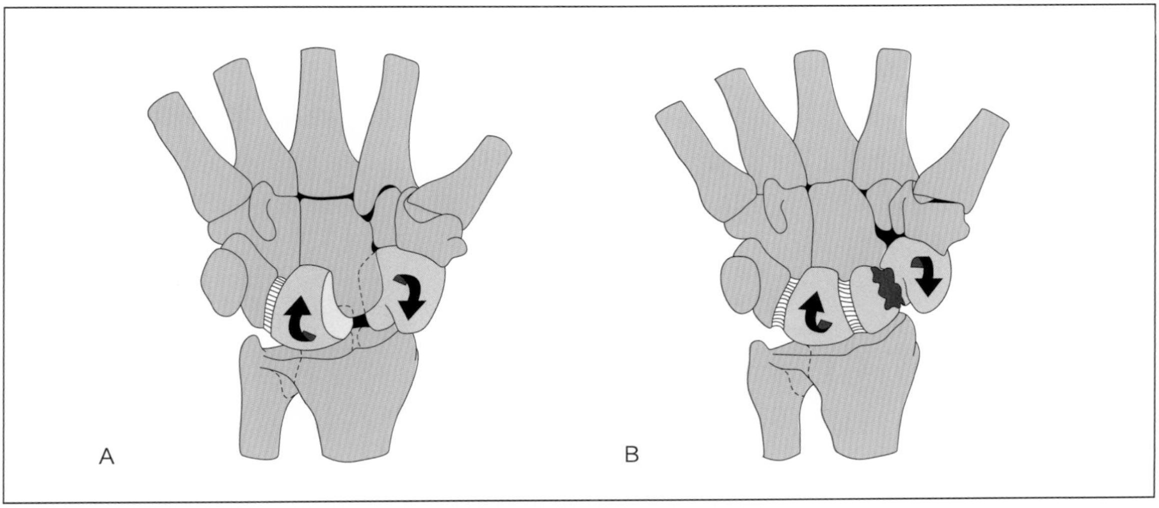

图8.27 手舟骨月骨分离和手舟骨骨折后的腕骨不稳定。 A. 舟月韧带的连接一旦消失，手舟骨就会掌屈且稍旋前，三角骨和月骨旋后且处于背屈位（DISI）。B. 舟骨骨折没有愈合，形成假关节时，远端骨片会掌屈，远端骨片与月骨一起运动而背屈（基于以下文献制作：Green's operative hand surgery, 6th ed. Philadelphia : Elsevier Churchill Livingstone, 2010.）

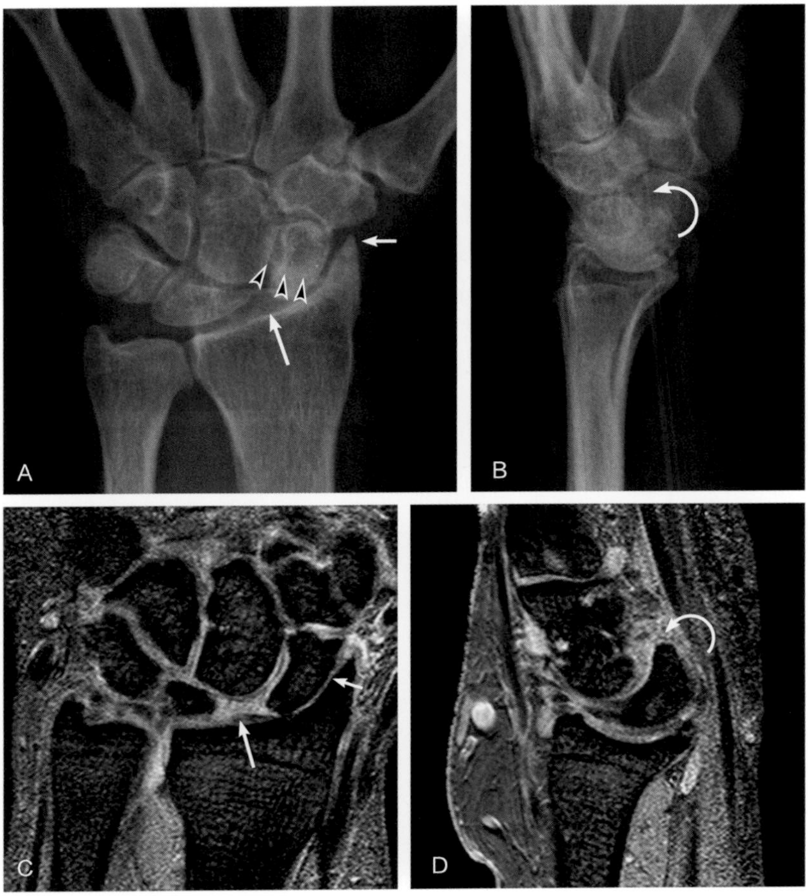

图8.28 患者，女，70多岁，SLAC腕、手舟骨月骨分离，DISI（右手腕痛，外伤史不明）。 A. 普通X线摄片正面像，手舟骨与月骨可见分离（大箭头），可见手舟骨缩短，可见圆形征（►），桡腕关节桡侧的关节裂隙狭小化，可见骨赘（小箭头）。B. 侧面像，可见月骨背屈（↺）。C. MRI T_2*加权冠状位像，舟月韧带无法辨认（大箭头），桡腕关节的桡侧可见关节软骨变薄（小箭头）。D. T_2*加权矢状位像，可见月骨背屈（↺）

◎**影像学所见**

　　舟月韧带一旦断裂，手舟骨、月骨就会分离。在普通 X 线摄片正面像中，舟月关节间的距离比正常侧大（特里 - 托马斯征，Terry-Thomas sign）。在手舟骨尺侧的平坦部分测量的手舟骨与月骨的距离，达 5 mm 以上，明显增大。并且，由于手舟骨掌屈，所以手舟骨在正面像中显得短，舟骨结节（远端）看起来呈圆形（环形征，ring sign）。在侧面像中月骨背屈。

　　MRI 可以确认舟月韧带损伤（图 8.28）。如果是舟骨骨折闭合不全，除了骨折，有时还会看到 DISI（图 8.29）。

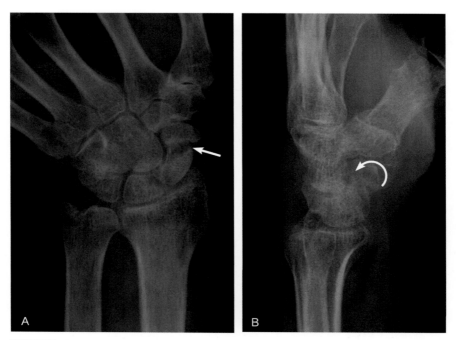

　　图8.29　患者，男，60多岁，舟骨骨折闭合不全（9个月前腕关节外伤后，持续疼痛）。A. 普通X线摄片正面像，手舟骨腰部可见骨折（➡），沿骨折线有硬化，考虑为陈旧性骨折。B. 侧面像（B），可见月骨背屈，呈DISI状态（↻）

8.5　月骨无菌性坏死

◎**临床表现**

　　月骨无菌性坏死（Kienböck 病）是引起月骨骨坏死的疾病。原因不明，但解剖学及生物力学的背景如下：①正常的月骨内压比邻近的头状骨高，手腕背屈会使之进一步上升，妨碍动静脉血流；

②月骨的桡侧处于坚固的桡骨远端与头状骨之间，但尺侧是比较有弹性的三角纤维软骨复合体（TFCC），前臂至腕骨的力学负荷不均等，使月骨承受过量负荷。有一种假设称，过大的负荷使月骨产生轻微骨折，导致骨坏死和碎裂。通常伴有外伤史，会引起月骨背侧疼痛或握力下降。也有观点认为与尺骨负变异有关。

多发于 20 ~ 40 岁的男性手工作业者，一般是单侧发病，左右没有差异。

◎影像学所见

该病可应用普通 X 线摄片进行诊断，按照 Lichtman 分类进行分期（表 8.4）。在早期阶段，MRI 的检出灵敏度比普通 X 线摄片高，对局部病变的评估效果也更优异。

为了检查月骨的骨髓信号和形态，可进行 MRI 冠状位 T_1、T_2 加权像及 STIR 像的扫描。冠状位 GRE T_2* 加权像或质子密度加权像在评估月骨关节面的状态方面性能优异。疾病的第 I 阶段，普通 X 线摄片中无月骨的骨阴影或形状异常，但在 MRI T_1 加权像中，可见月骨的近端桡侧信号降低或弥漫性的信号降低。第 II 阶段，在普通 X 线摄片中，可见月骨硬化，但月骨形状不变，在 MRI T_1 加权像中呈低信号，在 STIR 像中早期呈高信号，后期呈低信号（图 8.30）。第 III 阶段，月骨压碎裂，可细分为 III A 和 III B 两个阶段。III A 阶段，腕骨排列正常，但 III B 阶段，手舟骨与月骨分离，向头状骨近端移位，手舟骨发生掌屈。有时候很难鉴别 III A 与 III B 阶段，但如果手舟骨与月骨角度达到 60° 以上就可判定为 III B 阶段。月骨碎裂意味着近排腕骨的动态连接断裂，也就是舟月韧带或月三角韧带附着处的功能消失。第 IV 阶段，月骨及周围腕骨出现变形性关节病，在 MRI 所有序列的图像中，月骨均呈低信号，可见碎裂。发病时多处于第 III 阶段。

如果治疗奏效，MRI 可见骨髓信号恢复（图 8.31）。

表 8.4　月骨无菌性坏死的分期

分期	普通 X 线摄片	MRI
第 I 阶段	无异常	T_1 加权像中，月骨整体或桡侧近端显示为低信号
第 II 阶段	硬化性改变	T_1 加权像中呈低信号，STIR 像或脂肪抑制 T_2 加权像中早期呈高信号
第 III A 阶段	月骨碎裂，排列正常	月骨碎裂，在 T_1 加权像及 STIR 像中呈低信号
第 III B 阶段	月骨碎裂，手舟骨与月骨分离，手舟骨掌屈	
第 IV 阶段	月骨及周围腕骨的变形性关节病	

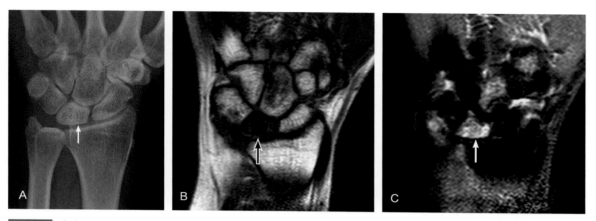

图8.30 患者，男，50多岁，月骨无菌性坏死的第Ⅱ阶段（腕关节痛）。A. 普通X线摄片正面像，可见月骨的弥漫性硬化，但无变形（→）。B. MRI T₁加权冠状位像，可见月骨几乎整体呈低信号（→）。C. STIR冠状位像，月骨呈高信号（→）

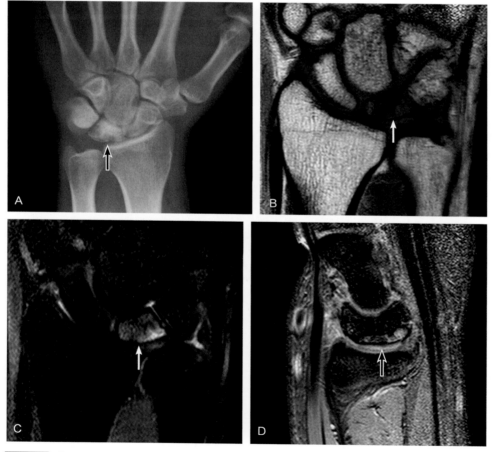

图8.31 患儿，男，10多岁，月骨无菌性坏死的第ⅢA阶段（腕关节痛）。A. 普通X线摄片正面像，可见月骨不均一硬化且高度缩短（→），腕骨的排列未见异常。B. MRI T₁加权冠状位像，可见月骨几乎整体呈不均一的低信号（→），C. STIR冠状位像，可见月骨几乎整体呈不均一的高信号（→）。D. MRI T₂*加权矢状位像，可见月骨的骨皮质轻度变形（关节面凹陷），软骨下骨信号增强（→）

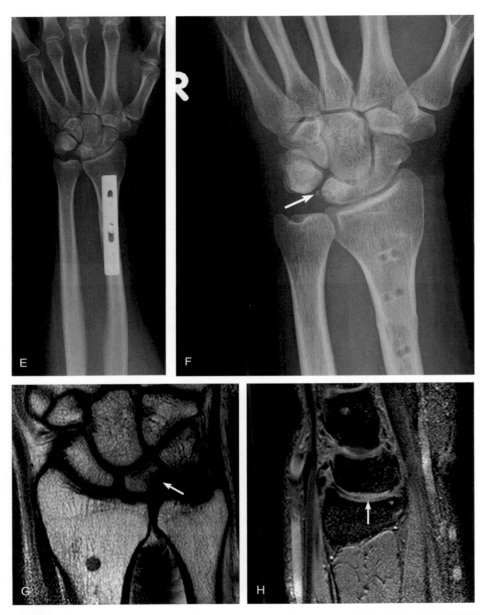

图8.31 **续** E. 桡骨截骨缩短术后的普通X线摄片正面像。F. 骨板去除术后的普通X线摄片正面像，可见月骨的硬化性改变和尺侧骨皮质不规则以及小骨片（➡）。G. 图F拍摄3周后的MRI T$_1$加权冠状位像，可见月骨尺侧呈低信号（➡），但桡侧骨髓脂肪的信号已恢复。H. 图F拍摄3周后的MRI T$_2$*加权矢状位像，月骨的形状没有变化，软骨下骨的信号异常已消失（➡）

8.6 尺骨撞击综合征

◎临床表现

尺骨撞击综合征（ulnar impaction syndrome, ulnar abutment syndrome）是由尺骨头与 TFCC、尺侧腕骨之间的慢性撞击引发的变形性疾病。TFCC 关节圆板变性断裂，月骨、三角骨、尺骨远端的软骨损伤，月三角韧带损伤等，都会引起尺侧腕部或桡尺远侧关节的变形性关节病。据说与尺骨正变异有关，但在尺骨中性或者负变异中也会发生。

症状包括慢性腕关节尺侧疼痛、肿胀或旋前旋后受限。助长尺骨正变异的动作（握拳、旋前、尺屈）等，可使之进一步恶化。有时因桡骨远端骨折后桡骨缩短而发病。

◎影像学所见

普通 X 线摄片中，可见尺侧腕骨的硬化性改变，月骨尺侧或三角骨桡侧的近端关节面有囊肿形成。疾病分期升级时，桡尺远侧关节、桡腕关节会出现变形性关节疾病的变化。

MRI 中，病变初期可见月骨、三角骨的关节软骨损伤和水肿，进一步发展就会看到硬化性改变。有时会看到月三角韧带的损伤。月骨无菌性坏死也可见月骨异常。两者鉴别的关键在于，如果是月骨无菌性坏死，病变分布会比尺骨撞击综合征更弥散，或者在月骨桡侧出现病变，而三角骨或尺骨头则无异常（图 8.32）。

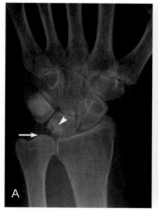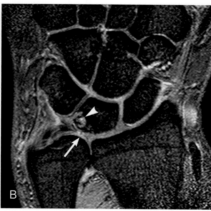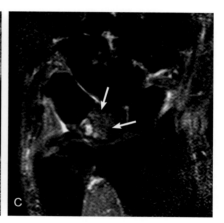

图8.32 患者，女，70多岁，尺骨撞击综合征（腕关节痛）。A. 普通X线摄片正面像，尺骨比桡骨稍长（➡），月骨尺侧的桡腕关节面可见硬化和囊肿形成（▷）。B. MRI T$_2$*加权冠状位像，可见TFCC关节圆板有个大孔（➡），月骨尺侧有囊肿形成（▷）。C. STIR冠状位像，其周围可见高信号区（➡）

8.7 发生在骨表面的反应性骨病变

◎临床表现

旺炽性反应性骨膜炎（florid reactive periostits，FRP）和奇形性骨旁骨软骨瘤性增生（bizarre parosteal osteochondromatous proliferation，BPOP）是发生在骨表面且容易与骨髓炎或骨肿瘤混淆的反应性骨病变。FRP 多发于 20 ~ 40 岁，女性多见于近节指骨、中节指骨，主诉有局部肿胀、疼痛，有时数日或数周后急剧增大。在组织病理学上，骨软骨组织与骨折时的假骨十分相似，呈不规则分布，可形成类骨质或软骨，还可见纺锤形纤维母细胞增生等。病变周围被不规则的软骨组织覆盖，有时与骨软骨瘤相似，但看不到病变与骨髓腔相连。有时病变会自然消退。

◎影像学所见

普通 X 线摄片中，可见软组织肿胀、骨膜反应和骨隆起。虽然病变发生在骨表面，但骨皮质没有变化，隆起与骨髓腔也不相连，这一点与骨髓炎或骨肿瘤不同。突然形成骨旁骨也是其特征，与骨恶性肿瘤类似。

MRI 中可见软组织和骨膜的水肿，但附近的关节未见异常（图 8.33）。常规诊断时，MRI 为非必须检查项，但怀疑是化脓性关节炎时应进行 MRI 扫描。

8.8 桡骨茎突狭窄性腱鞘炎

◎临床表现

桡骨茎突狭窄性腱鞘炎（de Quervain 病）是腕关节桡侧伸肌腱第 1 区的狭窄性腱鞘炎（tenosynovitis）。在第 1 区中，桡骨茎突层面上，拇长展肌腱和拇短伸肌腱由伸肌支持带固定。此病多见于 30 ~ 50 岁女性，患者主诉有肿胀和疼痛（图 8.34）。交叉综合征发生在前臂远端，在伸肌腱第 2 区的桡侧腕长 / 短伸肌腱与第 1 区的拇长展肌腱、拇短伸肌腱交叉的地方，是由腱交叉部位的机械性刺激引起的腱鞘炎、腱鞘滑膜炎（图 8.35）。有时与滑雪、骑马、使用球拍的运动等有关。发生在伸肌腱第 2 区的肌腱与第 3 区的拇长伸肌腱交叉部位的腱鞘炎称为远端交叉综合征。

◎影像学所见

STIR 像有用，可见腱周围的高信号区。如果有腱肿大或信号增强，可以考虑是腱发炎。腱周围的皮下组织有时也可见水肿（图 8.34）。如果是交叉综合征，以距离桡骨背侧结节 4 ~ 8 cm 的近端为中心，可见第 1 区及第 2 区的腱周围有水肿，而在远端有越过桡腕关节层面的进展，较近端有时也可见肌肉水肿，因此，扫描范围应包括前臂中央。有报道称，作为伸肌腱第 1 区的解剖学变异，有时可见多条拇长展肌腱或者区内存在间隔膜，这一点值得注意。如果是远端交叉综合征，桡骨背侧结节的近端、远端可见第 2 区及第 3 区的腱鞘有积液或腱的信号增强（图 8.36）。

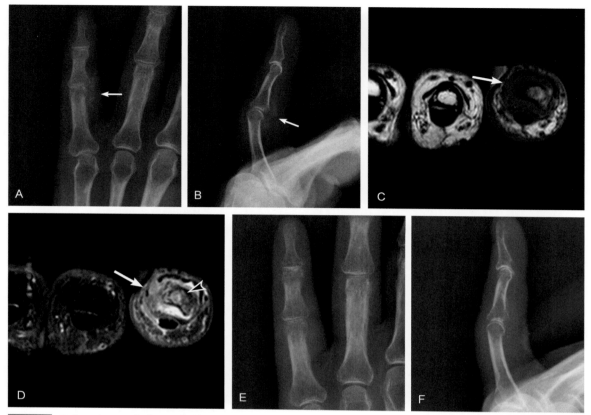

图8.33 患者，女，50多岁，旺炽性反应性骨膜炎（1个月前出现小指近指间关节肿胀和疼痛，屈曲受限）。A. 手指普通X线摄片正面像。B. 侧面像。C. 小指近节指骨远端层面MRI T_1加权轴位像。D. STIR轴位像。E. 图A、B拍摄1个月后的普通X线摄片正面像。F. 图A、B拍摄1个月后的普通X线摄片侧面像。普通X线摄片正面像（A）及侧面像（B）中，可见小指近指间关节桡侧、掌侧的不规则钙化（A、B，➡）。近指间关节的关节裂隙不变，未见骨破坏。MRI T_1加权轴位像（C）中，小指桡侧、屈侧可见低信号区（➡）。STIR像（D）中可见高信号区（➡）。小指近节指骨的骨髓信号也增强（D，➡）。服用NSAID后症状减轻。图A、B拍摄1个月后的普通X线摄片正面像（E）及侧面像（F）中，小指近指间关节桡侧、掌侧的钙化明显缩小

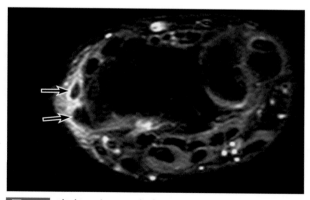

图8.34 患者，女，50多岁，de Quervain病（拇指伸展、外展时疼痛）。MRI STIR轴位像，腕关节桡侧伸肌腱第1区的拇长展肌腱、拇短伸肌腱周围可见高信号区（➡）

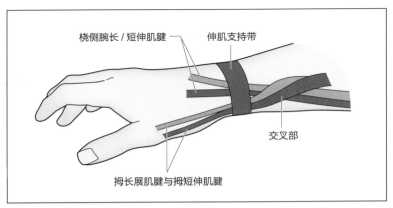

图8.35 交叉综合征。桡侧腕长/短伸肌腱与拇长展肌腱、拇短伸肌腱在前臂远端桡侧形成约60°的交叉部

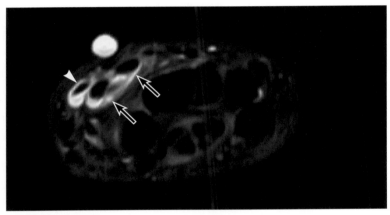

图8.36 患者，男，50多岁，右手远端交叉综合征（手工作业者）。MRI脂肪抑制T$_2$加权轴位像，可见拇长展肌腱（►）与桡侧腕长/短伸肌腱（→）的交叉部位腱鞘肿胀，有积液（图左上白色圆形高亮处为肿瘤）［经许可引自稲岡 努, 高田陽子, 高橋康二, 大橋健二郎: 手関節の靱帯. 画像診断 2009; 29(7):720-729.］

参考文献

（1） Farrant JM, O'Connor PJ, Grainger AJ: Advanced imaging in rheumatoid arthritis. Part 1: synovitis. Skeletal Radiol 2007; 36: 269-279.

（2） Farrant JM, Grainger AJ, O'Connor PJ: Advanced imaging in rheumatoid arthritis: Part 2: erosions. Skeletal Radiol 2007; 36: 381-389.

（3） Resnick D, Kransdorf MJ: Rheumatoid arthritis. In: Resnick D, Kransdorf MJ（eds）: Bone and joint imaging, 3rd ed. Philadelphia: Elsevier, 2005: 226-254.

（4） Halla JT, Fallahi S, Hardin JG: Small joint involvement: a systematic roentgenographic study in rheumatoid arthritis. Ann Rheum Dis 1986; 45: 327-330.

（5） 石田 剛，今村哲夫：慢性関節リウマチとその関連疾患．非腫瘍性骨関節疾患の病理．文光堂，
2003: 21-34.

（6） Resnick D, Kransdorf MJ: Rheumatoid arthritis and related diseases. In: Resnick D, Kransdorf MJ, eds:
Bone and joint imaging, 3rd ed. Philadelphia: Elsevier, 2005: 209-225.

（7） van der Heijde DM: Joint erosions and patients with early rheumatoid arthritis. Br J Rheumatol 1995; 34
Suppl 2: 74-78.

（8） Sugimoto H, Takeda A, Hyodoh K: Early-stage rheumatoid arthritis: prospective study of the effectiveness
of MR imaging for diagnosis. Radiology 2000; 216: 569-575.

（9） Winalski CS, Aliabadi P, Wright RJ, et al: Enhancement of joint fluid with intravenously administered
gadopentetate dimeglumine: technique, rationale, and implications. Radiology 1993; 187: 179-185.

（10） Ostergaard M, Klarlund M: Importance of timing of post-contrast MRI in rheumatoid arthritis: what
happens during the first 60 minutes after IV gadolinium-DTPA? Ann Rheum Dis 2001; 60: 1050-1054.

（11） McQueen FM, Stewart N, Crabbe J, et al: Magnetic resonance imaging of the wrist in early rheu-matoid
arthritis reveals a high prevalence of erosions at four months after symptom onset. Ann Rheum Dis 1998;
57: 350-356.

（12） McQueen FM, Stewart N, Crabbe J, et al: Magnetic resonance imaging of the wrist in early rheumatoid
arthritis reveals progression of erosions despite clinical improvement. Ann Rheum Dis 1999; 58: 156-163.

（13） Hetland ML, Ejbjerg B, Horslev-Petersen K, et al: MRI bone oedema is the strongest predictor of
subsequent radiographic progression in early rheumatoid arthritis. Results from a 2-year randomised
controlled tria（1 CIMESTRA）. Ann Rheum Dis 2009; 68: 384-390.

（14） Ostergaard M, Peterfy C, Conaghan P, et al: OMERACT Rheumatoid Arthritis Magnetic Resonance
Imaging Studies. Core set of MRI acquisitions, joint pathology definitions, and the OMERACT RA-MRI
scoring system. J Rheumatol 2003; 30: 1385-1386.

（15） Resnick D, Kransdorf MJ: Psoriatic arthritis. In: Resnick D, Kransdorf MJ（eds）: Bone and joint
imaging, 3rd ed. Philadelphia: Elsevier, 2005: 288-297.

（16） McGonagle D: Imaging the joint and enthesis: insights into pathogenesis of psoriatic arthritis. Ann
Rheum Dis 2005; 64 Suppl 2: ii58-60.

（17） El-Khoury GY, Ehara S: Seronegative spondyloarthropathies. In: El-Khoury GY（ed）: Essentials of
musculoskeletal imaging. Philadelphia: Churchill Livingstone, 2003: 193-211.

（18） Spira D, Kotter I, Henes J, et al: MRI findings in psoriatic arthritis of the hands. AJR Am J Roentgenol
2010; 195: 1187-1193.

（19） Tan AL, Fukuba E, Halliday NA, et al: High-resolution MRI assessment of dactylitis in psoriatic arthritis
shows flexor tendon pulley and sheath-related enthesitis. Ann Rheum Dis 2015; 74: 185-189.

（20） Tan AL, Benjamin M, Toumi H, et al: The relationship between the extensor tendon enthesis and the nail
in distal interphalangeal joint disease in psoriatic arthritis — a high-resolution MRI and histological study.

Rheumatology（Oxford）2007; 46: 253-256.

(21) Cimmino MA, Parodi M, Zampogna G, et al: Magnetic resonance imaging of the hand in psoriatic arthritis. J Rheumatol Suppl 2009; 83: 39-41.

(22) McCarty DJ, O'Duffy JD, Pearson L, et al: Remitting seronegative symmetrical synovitis with pitting edema. RS3PE syndrome. JAMA 1985; 254: 2763-2767.

(23) Russell EB, Hunter JB, Pearson L, et al: Remitting, seronegative, symmetrical synovitis with pitting edema—13 additional cases. J Rheumatol 1990; 17: 633-639.

(24) Cantini F, Salvarani C, Olivieri I: Paraneoplastic remitting seronegative symmetrical synovitis with pitting edema. Clin Exp Rheumatol 1999; 17: 741-744.

(25) Cantini F, Salvarani C, Olivieri I, et al: Remitting seronegative symmetrical synovitis with pitting oedema （RS3PE） syndrome: a prospective follow up and magnetic resonance imaging study. Ann Rheum Dis 1999; 58: 230-236.

(26) 石井清一, 三波三千男: 化膿性疾患. 石井清一・編: 図説　手の臨床. メジカルビュー社, 1998: 242-247.

(27) Patel DB, Emmanuel NB, Stevanovic MV, et al: Hand infections: anatomy, types and spread of infection, imaging findings, and treatment options. RadioGraphics 2014; 34: 1968-1986.

(28) Schnall SB, Vu-Rose T, Holtom PD, et al: Tissue pressures in pyogenic flexor tenosynovitis of the finger. Compartment syndrome and its management. J Bone Joint Surg Br 1996; 78: 793-795.

(29) Resnick D, Kransdorf MJ: Osteomyelitis, septic arthritis, and soft tissue infection: mechanisms and situations. In: Resnick D, Kransdorf MJ（eds）: Bone and joint imaging, 3rd ed. Philadelphia: Elsevier, 2005: 713-742.

(30) Bureau NJ, Chhem RK, Cardinal E: Musculoskeletal infections: US manifestations. Radiographics 1999; 19: 1585-1592.

(31) Karchevsky M, Schweitzer ME, Morrison WB, et al: MRI findings of septic arthritis and associated osteomyelitis in adults. AJR Am J Roentgenol 2004; 182: 119-122.

(32) Gold RH, Hawkins RA, Katz RD: Bacterial osteomyelitis: findings on plain radiography, CT, MR, and scintigraphy. AJR Am J Roentgenol 1991; 157: 365-370.

(33) Pattamapaspong N, Muttarak M, Sivasomboon C: Tuberculosis arthritis and tenosynovitis. Semin Musculoskelet Radiol 2011; 15: 459-469.

(34) De Vuyst D, Vanhoenacker F, Gielen J, et al: Imaging features of musculoskeletal tuberculosis. Eur Radiol 2003; 13: 1809-1819.

(35) Patel MR, Malaviya GN: Chronic infections. In: Wolfe SW, Pederson WC, Hotchkiss RN, Kozin SH（eds）: Green's operative hand surgery, 6th ed. Philadelphia: Elsevier Churchill Livingstone, 2010: 85-140.

(36) Dong PR, Seeger LL, Yao L, et al: Uncomplicated cat-scratch disease: findings at CT, MR imaging, and radiography. Radiology 1995; 195: 837-839.

(37) Resnick D, Kransdorf MJ: Degenerative diseases of extraspinal locations. In: Resnick D, Kransdorf

MJ (eds): Bone and joint imaging, 3rd ed. Philadelphia: Elsevier, 2005: 357-393.

（38） Drape JL, Idy-Peretti I, Goettmann S, et al: MR imaging of digital mucoid cysts. Radiology 1996; 200: 531-536.

（39） Garcia-Elias M: Carpal instability. In: Wolfe SW, Pederson WC, Hotchkiss RN, Kozin SH (eds): Green's operative hand surgery, 6th ed. Philadelphia: Elsevier Churchill Livingstone, 2010: 465-522.

（40） Lichtman DM, Wroten ES: Understanding midcarpal instability. J Hand Surg Am 2006; 31: 491-498.

（41） Watson HK, Ballet FL: The SLAC wrist: scapholunate advanced collapse pattern of degenerative arthritis. J Hand Surg Am 1984; 9: 358-365.

（42） Sundberg SB, Linscheid RL: Kienböck's disease. Results of treatment with ulnar lengthening. Clin Orthop Relat Res 1984; (187): 43-51.

（43） Schuind F, Eslami S, Ledoux P: Kienböck's disease. J Bone Joint Surg Br 2008; 90: 133-139.

（44） Lichtman DM, Mack GR, MacDonald RI, et al: Kienböck's disease: the role of silicone replacement arthroplasty. J Bone Joint Surg Am 1977; 59: 899-908.

（45） Schmitt R, Christopoulos G, Kalb K, et al: Differential diagnosis of the signal-compromised lunate in MRI. Rofo 2005; 177: 358-366.

（46） Cerezal L, del Pinal F, Abascal F, et al: Imaging findings in ulnar-sided wrist impaction syndromes. Radiographics 2002; 22: 105-121.

（47） 中島久弥，高木正之：手・足の骨にみられる反応性骨病変の鑑別診断 病理と臨床. 1999; 17: 1071-1074.

（48） Sundaram M, Wang L, Rotman M, et al: Florid reactive periostitis and bizarre parosteal osteochondromatous proliferation: pre-biopsy imaging evolution, treatment and outcome. Skeletal Radiol 2001; 30: 192-198.

（49） 土肥美智子：手関節の疾患..：大畠 襄，福田国彦·編：スポーツ外傷·障害のMRI. メディカル·サイエンス·インターナショナル, 1999: 85-99.

（50） Costa CR, Morrison WB, Carrino JA: MRI features of intersection syndrome of the forearm. AJR Am J Roentgenol 2003; 181: 1245-1249.

（51） Parellada AJ, Gopez AG, Morrison WB et al: Distal intersection tenosynovitis of the wrist: a lesser-known extensor tendinopathy with characteristic MR imaging features. Skeletal Radiol 2007; 36: 203-208.

（52） Glajchen N, Schweitzer M: MRI features in de Quervain's tenosynovitis of the wrist. Skeletal Radiol 1996 ; 25: 63-65.

（53） Lee RP, Hatem SF, Recht MP: Extended MRI findings of intersection syndrome. Skeletal Radiol 2009 ; 38: 157-163.

（54） Choi SJ, Ahn JH, Lee YJ, et al: de Quervain disease: US identification of anatomic variations in the first extensor compartment with an emphasis on sub compartmentalization. Radiology 2011; 260: 480-486.

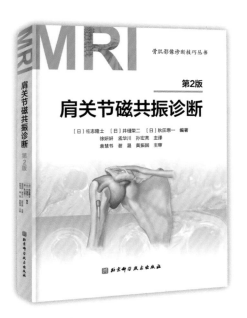

MRI

骨肌影像诊断技巧丛书

第2版

肩关节磁共振诊断

第2版

［日］佐志隆士 ［日］井樋荣二 ［日］秋田惠一 编著

徐妍妍 孟华川 孙宏亮 主译

袁慧书 谢晟 黄振国 主审

北京科学技术出版社

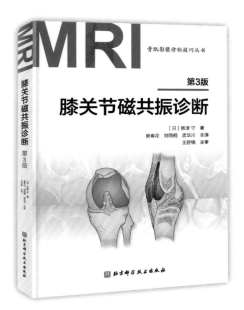

MRI

骨肌影像诊断技巧丛书

第3版

膝关节磁共振诊断

第3版

［日］新津守 著

庞春花 刘雨桐 孟华川 主译

王舒楠 主审

北京科学技术出版社

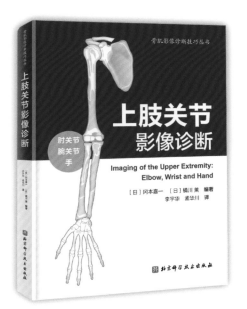

骨肌影像诊断技巧丛书

上肢关节
影像诊断

肘关节
腕关节
手

Imaging of the Upper Extremity:
Elbow, Wrist and Hand

［日］冈本嘉一 ［日］橘川薫 编著

李宇华 孟华川 译

北京科学技术出版社

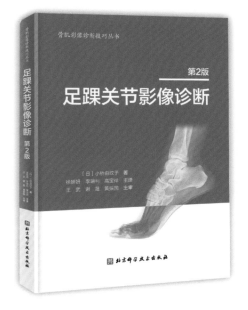

骨肌影像诊断技巧丛书

第2版

足踝关节影像诊断

第2版

［日］小䅣由纹子 著

徐妍妍 李骥利 高宝祥 主译

王武 谢晟 黄振国 主审

北京科学技术出版社